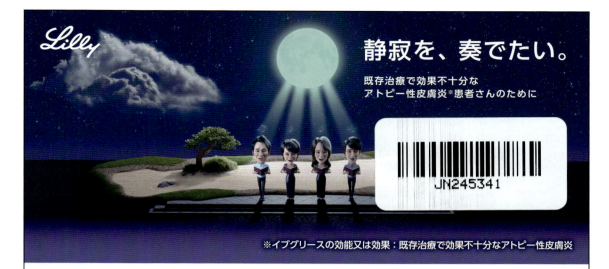

静寂を、奏でたい。

既存治療で効果不十分な
アトピー性皮膚炎※患者さんのために

※イブグリースの効能又は効果：既存治療で効果不十分なアトピー性皮膚炎

抗ヒトIL-13モノクローナル抗体製剤　薬価基準収載

イブグリース®　皮下注250mg オートインジェクター / シリンジ

レブリキズマブ（遺伝子組換え）注射液
Ebglyss® Subcutaneous Injection Autoinjectors, Ebglyss® Subcutaneous Injection Syringes

生物由来製品　劇薬　処方箋医薬品（注意-医師等の処方箋により使用すること）
最適使用推進ガイドライン対象品目

1. 警告
本剤の投与は、適応疾患の治療に精通している医師のもとで行うこと。

2. 禁忌（次の患者には投与しないこと）
本剤の成分に対し過敏症の既往歴のある患者

4. 効能又は効果
既存治療で効果不十分なアトピー性皮膚炎

5. 効能又は効果に関連する注意
5.1 ステロイド外用剤やタクロリムス外用剤等の抗炎症外用剤による適切な治療を一定期間施行しても、十分な効果が得られず、強い炎症を伴う皮疹が広範囲に及ぶ患者に用いること。
5.2 原則として、本剤投与時にはアトピー性皮膚炎の病変部位の状態に応じて抗炎症外用剤を併用すること。
5.3 本剤投与時も保湿外用剤を継続使用すること。

6. 用法及び用量
通常、成人及び12歳以上かつ体重40kg以上の小児には、レブリキズマブ（遺伝子組換え）として初回及び2週後に1回500mg、4週以降、1回250mgを2週間隔で皮下投与する。なお、患者の状態に応じて、4週以降、1回250mgを4週間隔で皮下投与することができる。

7. 用法及び用量に関連する注意
本剤による治療反応は、通常投与開始から16週までには得られる。16週までに治療反応が得られない場合は、投与中止を考慮すること。

8. 重要な基本的注意
8.1 本剤投与中の生ワクチンの接種は、安全性が確認されていないので避けること。
8.2 本剤が疾病を完治させる薬剤でなく、本剤投与中も保湿外用剤等を併用する必要があることを患者に対して説明し、患者が理解したことを確認したうえで投与すること。

9. 特定の背景を有する患者に関する注意
9.1 合併症・既往歴等のある患者
9.1.1 寄生虫感染患者　本剤を投与する前に寄生虫感染の治療を行うこと。また、患者が本剤投与中に寄生虫感染を起こし、抗寄生虫薬による治療が無効な場合には、寄生虫感染が治癒するまで本剤の投与を一時中止すること。本剤はIL-13を阻害することにより2型免疫応答を減弱させ、寄生虫感染に対する生体防御機能を減弱させる可能性がある。
9.1.2 長期ステロイド内服療法を受けている患者　本剤投与開始後に経口ステロイドを急に中止しないこと。経口ステロイドの減量が必要な場合には、医師の管理下で徐々に行うこと。

11. 副作用
次の副作用があらわれることがあるので、観察を十分に行い、異常が認められた場合には投与を中止するなど適切な処置を行うこと。
11.1 重大な副作用
11.1.1 重篤な過敏症（0.2%）アナフィラキシー等の重篤な過敏症があらわれることがある。
11.2 その他の副作用（抜粋）5%以上：アレルギー性結膜炎、結膜炎

21. 承認条件
医薬品リスク管理計画を策定の上、適切に実施すること。

その他の注意事項等情報については電子添文を参照ください。

製造販売元〈文献請求先及び問い合わせ先〉
日本イーライリリー株式会社
〒651-0086 神戸市中央区磯上通5丁目1番28号

Lilly Answers リリーアンサーズ
日本イーライリリー医薬情報問合せ窓口
medical.lilly.com/jp

（医療関係者向け）
0120-360-605 [*1]
受付時間 月曜日〜金曜日 8:45〜17:30 [*2]
※1 通話料は無料です。携帯電話からでもご利用いただけます。
　　尚、IP電話からはフリーダイヤルをご利用できない場合があります。
※2 祝祭日および当社休日を除きます。

PP-LK-JP-0402　2024年5月作成

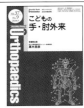
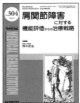
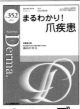

マンスリーブック　オルソペディクス
編集主幹
松本守雄／斎藤　充
Vol. 38　No. 1～13（月刊）
税込年間購読料　42,570 円
（通常号 11 冊・増大号 1 冊・増刊号 1 冊）
2025 年特集テーマ──────以下続刊
No. 3　手・手指の関節変形 基本の対処法
No. 4　脊椎治療低侵襲化への私の試み

マンスリーブック　メディカルリハビリテーション
編集主幹
水間正澄／小林一成
No. 309～321（月刊）
税込年間購読料　40,150 円
（通常号 11 冊・増大号 1 冊・増刊号 1 冊）
2025 年特集テーマ──────以下続刊
No. 311　知っておきたい！脳性麻痺のリハビリテーション診療
No. 312　入浴と水治療の科学──基礎医学から介護まで──

マンスリーブック　デルマ
編集主幹
大山　学／佐伯秀久
No. 356～368（月刊）
税込年間購読料　43,560 円
（通常号 11 冊・増大号 1 冊・増刊号 1 冊）
2025 年特集テーマ──────以下続刊
No. 358　皮膚診療どうする！？こうする！？
　　　　──困ったときの次の一手──
No. 359　掌蹠膿疱症 Bench-to-Clinic

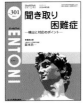
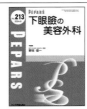
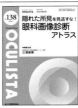

マンスリーブック　エントーニ
編集主幹
曾根三千彦／香取幸夫
No. 305～317（月刊）
税込年間購読料　42,900 円
（通常号 11 冊・増大号 1 冊・増刊号 1 冊）
2025 年特集テーマ──────以下続刊
No. 307　実践！ めまいに効く前庭リハビリテーション
No. 308　どう見分ける？外リンパ瘻

形成外科関連分野の好評雑誌　ペパーズ
編集主幹
上田晃一／大慈弥裕之／小川　令
No. 217～228（月刊）
税込年間購読料　42,020 円
（通常号 11 冊・増大号 1 冊）
2025 年特集テーマ──────以下続刊
No. 219　Basic Surgical Tecnnique を極める！切開とアプローチ，創閉鎖と縫合・吻合 増大
No. 220　手足先天異常　総まとめ BOOK

マンスリーブック　オクリスタ
編集主幹
高橋　浩／堀　裕一
No. 142～153（月刊）
税込年間購読料　41,800 円
（通常号 11 冊・増大号 1 冊）
2025 年特集テーマ──────以下続刊
No. 144　眼科医が知っておくべき糖尿病網膜症診療ストラテジー 増大
No. 145　はじめよう！小児眼科

❀ 書籍のご案内 ❀

◆ こどもの足を知る・診る・守る！
　編／田中康仁・高山かおる
　　　　　定価 5,720 円（税込）B5 判 200 頁

◆ ゼロからはじめる Non-Surgical 美容医療
　著／宮田成章　定価 5,940 円（税込）B5 判 164 頁

◆ 角膜テキスト臨床版
　──症例から紐解く角膜疾患の診断と治療──
　著／西田輝夫・森重直行・近間泰一郎・福田　憲
　　　　　定価 11,000 円（税込）B5 判 216 頁

◆ 運動器臨床解剖学
　──チーム秋田の「メゾ解剖学」基本講座─改訂第 2 版
　編／秋田恵一・二村昭元
　　　　　定価 6,490 円（税込）B5 判 248 頁

◆ 明日の足診療シリーズⅣ
　足の外傷・絞扼性神経障害，糖尿病足の診かた
　監／日本足の外科学会
　　　　　定価 8,690 円（税込）B5 判 274 頁

◆［Web 動画付き］優投生塾 投球障害攻略マスターガイド
　編著／森原　徹・松井知之
　　　　　定価 7,480 円（税込）B5 判 302 頁

◆ 睡眠環境学入門
　監／日本睡眠環境学会
　　　　　定価 3,850 円（税込）B5 判 270 頁

◆［Web 動画付］外傷エコー診療のすすめ
　監／渡部欣忍・最上敦彦
　編／笹原　潤・酒井瑛平
　　　　　定価 8,800 円（税込）B5 判 406 頁

◆ インプラント周囲骨折を極める
　編／馬場智規　定価 16,500 円（税込）A4 変型判 406 頁

◆［Web 動画付き］AKO 手術における私の工夫
　編／竹内良平　定価 7,480 円（税込）B5 判 152 頁

◆ 研修医・臨床検査技師のための乳腺・甲状腺検査の手引き─専門病院 相良病院×伊藤病院がおくる検査の実際─
　監／伊藤公一・相良吉昭
　　　　　定価 4,950 円（税込）B5 判 252 頁

◆ メンタルメイクセラピスト®
　検定公式テキスト＜学科編＞
　編／公益社団法人 顔と心と体研究会
　　　　　定価 7,920 円（税込）B5 判 298 頁

年間購読のお客様には送料弊社負担にて，毎月最新号をお手元にお届けいたします。バックナンバーもぜひお買い求めください。

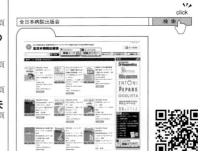

全日本病院出版会
〒113-0033　東京都文京区本郷 3-16-4
TEL：03-5689-5989　FAX：03-5689-8030
www.zenniti.com

Monthly Book **Derma.**

編集企画にあたって…

　この度，編集部から「皮膚診療どうする⁉こうする⁉—困ったときの次の一手—」というテーマでの特集号の企画依頼をいただきました．2016 年 11 月号の「まるわかり！膠原病のすべて」以来 2 度目となります．

　私自身は臨床が得意なわけでも困ったときの引き出しが多いわけでもありませんので，今回の特集号を担当することになった背景には，もしかすると以前編集した書籍に関係があるのかもしれません．ほかの出版社の話で恐縮ですが「皮膚科診療　秘伝の書」では各疾患のエキスパートから論文にはしにくいような裏技を集め，また「皮膚疾患トップ 20」では皮膚科をこれから学ぶ方や皮膚科医以外の方々にも参考になるよう一般的な疾患に対する「to do」と「not to do」に焦点を当てました．そのような書籍の編集経験が評価されたのではないかと勝手に推測しております．

　Derma. のバックナンバーには，2024 年 6 月号「達人が教える！"あと一歩"をスッキリ治す皮膚科診療テクニック＜増刊号＞」や，2023 年 7 月号「知っておくべき皮膚科キードラッグのピットフォール＜増刊号＞」など，似たようなコンセプトの素晴らしい特集がすでに存在します．これらとのオーバーラップをいかに避けるかをあれこれ考えましたが，「次の一手」というキーワードには，治療の次のステップだけでなく，診断に困った際の対応策も含まれるのではないかと考えます．

　本特集では，各疾患を最前線で診療なさっておられる先生方に，診断が難しい場合にどのような診察や追加検査が有効か，あるいは治療の効果がみられない場合にどのような治療法を試すべきか，といった具体的な次の一手を詳細に解説していただきました．そのような面倒なリクエストに対して，診療の実際や高度な工夫を大変わかりやすくまとめていただきましたこと，執筆いただいた先生方にはこの場をお借りして心より深謝申し上げます．私自身，それらを 1 つ 1 つ試していくのがとても楽しみです．

2025 年 1 月

神人正寿

KEY WORDS INDEX

和 文

あ, か行

IgA 血管炎　21
開放固定　47
外用療法　1
環状肉芽腫　63
乾癬　1
菌状息肉症　56
光線療法　1

さ行

サルコイドーシス　63
色素血管母斑症　36
JAK 阻害薬　63
シューレース法　47
掌蹠膿疱症　1
進行期　56
診断　8
生物学的製剤　1
全身性エリテマトーデス　15
全身性強皮症　15
全身療法　1

た行

治療　8
デクスメデトミジン　71
天疱瘡　8

は行

白血球破砕性血管炎　21
皮膚エリテマトーデス　15
皮膚型結節性多発動脈炎　21
皮膚筋炎　15
皮膚 T 細胞リンパ腫　56
皮膚リンパ腫　56
分枝状皮斑　21
分子標的薬　63
ベッカー母斑　36
扁平母斑　36

放射線治療　71
ホウ素中性子捕捉療法　71
ポケット　47

ま, や行

毛細血管奇形　36
陽子線・重粒子線治療　71

ら行

リンパ球性血栓性動脈炎　21
類天疱瘡　8
レーザー治療　36

欧 文

A, B

advanced stage　56
Becker's Nevus　36
biologics　1
boron neutron capture therapy：
　BNCT　71

C

capillary malformation　36
cutaneous lupus erythematosus：
　CLE　15
cutaneous lymphoma　56
cutaneous polyarteritis nodosa
　21
cutaneous T cell lymphoma　56

D

dermatomyosisi　15
dexmedetomidine　71
diagnosis　8

G, H, I, J

granuloma annulare　63
heavy iron therapy　71

IgA vasculitis　21
JAK inhibitor　63

L

laser treatment　36
leukocytoclastic vasculitis　21
Livedo racemosa　21
lymphocytic thrombophilic
　arteritis　21

M, N, O

molecular target drug　63
mycosis fungoides　56
nevus spilus　36
open and fix suture　47

P, R

palmoplantar pustulosis　1
pemphigoid　8
pemphigus　8
phakomatosis pigmentovascularis
　36
phototherapy　1
pocket　47
preferentially expressed antigen
　in melanoma：PRAME　71
proton beam therapy　71
psoriasis　1
radiation therapy　71

S, T

sarcoidosis　63
shoelace technique　47
systemic lupus erythematous：
　SLE　15
systemic sclerosis　15
systemic therapy　1
therapy　8
topical therapy　1

WRITERS FILE
ライターズファイル
(50音順)

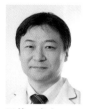

石井　文人
（いしい　のりと）

1998年	久留米大学卒業 同大学皮膚科，研修医
2000年	済生会福岡総合病院皮膚科勤務
2001年	旭川医科大学皮膚科，研究生
2002年	久留米大学皮膚科，助手
2007年	ドイツ・リューベック大学皮膚科留学
2009年	久留米大学皮膚科，助教
2011年	同，講師
2016年	同，准教授

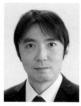

清原　英司
（きよはら　えいじ）

2003年	愛媛大学卒業 大阪大学皮膚科入局 同附属病院勤務
2004年	大阪警察病院
2005年	大阪大学医学部附属病院
2011年	大阪大学大学院医学系研究科修了
2012年	米国John Wayne Cancer Institute留学
2014年	大阪大学皮膚科，助教
2020年	同，特任講師
2021年	同，講師

中西　健史
（なかにし　たけし）

1991年	滋賀医科大学卒業 大阪回生病院皮膚科
1993年	大阪市立大学大学院（第1生化学）
1997年	寺元記念病院皮膚科，医長
1998年	大阪市立大学皮膚科，助手
2005年	同大学大学院医学研究科皮膚病態学，講師
2009年	スイス　マルガローリ＆ヴェルネ社でフットケア研修
2013年	滋賀医科大学皮膚科，特任准教授
2018年	同，病院教授
2021年	明治国際医療大学皮膚科，教授

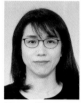

植田　郁子
（うえだ　いくこ）

1999年	金沢大学卒業 同大学皮膚科入局
2004年	同大学大学院医学系研究科修了 同大学皮膚科
2005年	米国Duke大学，免疫学教室
2007年	金沢大学皮膚科，助教
2008年	関西医科大学皮膚科，助教
2020年	大阪大学皮膚科，特任講師（常勤）

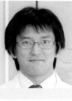

神人　正寿
（じんにん　まさとし）

1999年	東京大学卒業 同大学皮膚科入局
2000年	東京逓信病院皮膚科，研修医
2005年	東京大学大学院修了 同大学皮膚科，助手
2006～08年	米国ハーバード大学留学
2008年	熊本大学皮膚科・形成再建科，講師
2015年	同，准教授
2017年	和歌山県立医科大学皮膚科，教授

増澤真実子
（ますざわ　まみこ）

2000年	聖マリアンナ医科大学卒業 東京医科歯科大学皮膚科入局
2001年	取手協同病院皮膚科
2003年	北里大学皮膚科
2006～09年	米国カリフォルニア大学バークレー校留学
2009年	北里大学皮膚科，助教
2011年	聖路加国際病院皮膚科
2012年	北里大学皮膚科，助教
2018年	同，講師

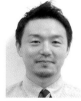

鎌田　昌洋
（かまた　まさひろ）

2004年	東京大学卒業 国立国際医療研究センター，初期研修医
2006年	東京大学皮膚科 三井記念病院皮膚科
2012年	東京大学大学院医学系研究科修了 同大学皮膚科，助教
2013年	米国Duke University Medical Center, Department of Immunology留学
2015年	東京大学皮膚科，助教／医局長
2016年	同大学皮膚科，講師／医局長
2017年	帝京大学皮膚科，講師／病棟医長
2019年	同，准教授／病棟医長
2024年	同，教授

田中　了
（たなか　りょう）

1997年	岡山大学卒業 同大学皮膚科入局 淀川キリスト教病院，臨床研修医
2004年	岡山大学大学院医学研究科修了 姫路赤十字病院皮膚科
2005年	川崎医科大学皮膚科，臨床助手
2007年	同，講師
2009年	米国John Wayne Cancer Institute留学
2012年	静岡県立静岡がんセンター皮膚科
2013年	川崎医科大学皮膚科，講師
2019年	同，准教授

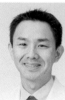

松下　貴史
（まつした　たかし）

1999年	金沢大学卒業 同大学皮膚科入局
2006年	同，助手
2007年	Duke大学免疫学教室，研究員
2010年	金沢大学皮膚科，助教
2013年	同，講師
2020年	同，教授

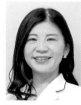

吉田　亜希
（よしだ　あき）

1999年	浜松医科大学卒業 岩手医科大学皮膚科入局
2001年	同，助手
2008年	同大学病理学専攻大学院修了
2009年	赤坂病院皮膚科 岩手医科大学皮膚科，非常勤講師
2012年	同，助教
2013年	虎の門病院皮膚科

INDEX

Monthly Book **Derma.** No. 358／2025.3 ◆目次

1 乾癬・掌蹠膿疱症診療─困ったときにどうする？─……………鎌田　昌洋

乾癬のバイオスイッチ先はイキセキズマブ，ビメキズマブ，リサンキズマブ．掌蹠膿疱症の診断で困ったらダーモスコピーで pustulo-vesicle を探す．

8 自己免疫性水疱症診療─困ったときにどうする？─……………石井　文人

自己免疫性水疱症の診断は非典型的なときに難しく，治療もときに様々な難治例を経験する．本稿では診断が困難な場合や難治例への対処について概説する．

15 膠原病診療─困ったときにどうする？─…………………………松下　貴史

皮膚エリテマトーデスの治療に困ったときはアニフロルマブの使用を推奨する．またレイノー現象の予防に困ったときは，使い捨てカイロの併用を推奨する．

21 血管炎診療─困ったときにどうする？─………………………増澤真実子

IgA 血管炎はよくみる疾患だがその治療やフォローアップにエビデンスはあるのか？また皮膚血管炎で最も難解な皮膚型結節性多発動脈炎についての論争を紹介する．

36 毛細血管奇形・扁平母斑診療─困ったときにどうする？─……吉田　亜希

小児のあざに対するレーザー治療の中でも，毛細血管奇形と扁平母斑はしばしば治療に難渋する．麻酔方法や有毛部への照射，難治性病変への工夫など，実臨床の疑問に答える．

皮膚診療どうする!?こうする!?—困ったときの次の一手—

◆編集企画／和歌山県立医科大学教授　神人　正寿　　◆編集主幹／大山　学　佐伯　秀久

47　褥瘡—困ったときにどうする？—……………………………………中西　健史

褥瘡の診断は容易であるが，アセスメントや増悪因子についての考
察を欠かさないようにしたい．また，治療に難渋した場合の工夫に
ついても述べる．

56　悪性リンパ腫—困ったときにどうする？—…………………………清原　英司

皮膚リンパ腫の診断に必要な病理や検査の解釈に迷ったり，治療に
苦慮した際に，問題解決のヒントや考え方のコツを主に T 細胞性リ
ンパ腫について伝授する．

63　肉芽腫性疾患—困ったときにどうする？—…………………………植田　郁子

従来の治療では難治な皮膚サルコイドーシスや環状肉芽腫の患者に
おいて，分子標的療法の使用に関する近年のエビデンスを示し，新
たな治療としての有用性について検討する．

71　皮膚悪性腫瘍—困ったときにどうする？—…………………………田中　了

皮膚悪性腫瘍の診療において経験する様々な「困ったらどうする」
を，具体的な場面を想定して，総論および疾患別各論に分けて解説
する．

Key Words Index ……………………… 前付 **4**
Writers File …………………………… 前付 **5**
FAX 専用注文書 …………………………… **83**
FAX 住所変更届 …………………………… **84**
バックナンバー在庫一覧 ………………… **87**
掲載広告一覧 ……………………………… **88**
Monthly Book Derma. 次号予告 …………… **88**

こどもの足を知る・診る・守る！

編集
田中　康仁　奈良県立医科大学整形外科 教授
高山　かおる　埼玉県済生会川口総合病院皮膚科 主任部長

2024年12月発行
200頁
定価5,720円
（本体5,200円＋税）

詳細はこちら！

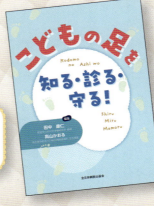
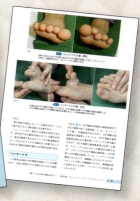

こどもの足部障害の診断・治療のみならず、将来を見据えた予防の観点から、靴がこどもの足に及ぼす影響や正しい靴の履き方、有効な運動指導など、多角的な視点で網羅しました！

整形外科医、皮膚科医、学校医、小児科医、内科医、教育関係者などの方々に、役立つ1冊！

CONTENTS

Ⅰ章 まず、こどもの足の成長を知ろう！
・こどもの足の成長
・成長に伴うこどもの足のアーチ形成
・こどものロコモ
【Column】
・こどもの足は未完成 こども靴はこんなに怖い

Ⅱ章 こどもの足の疾患を知ろう！
＜整形外科・スポーツ領域＞
・扁平足
・外反母趾
・内反小趾、マレットトウ、ハンマートウ、カーリートウ
・浮きゆび
・ねんざ・ねんざ後遺症
・外脛骨障害
・過剰骨・種子骨の障害
・疲労骨折
・骨端症
・足根骨癒合症
【Column】
・スポーツと無月経
・こどもの頃の骨貯金
＜皮膚科領域＞
・たこ・うおのめ
・いぼ
・陥入爪・巻き爪
・足のにおい（多汗・むれ）
・異汗性湿疹
・白癬
・凍瘡（しもやけ）
・トラブルを防ぐ足のケア
【Column】
・健康診断に足測定を入れよう！

Ⅲ章 こどもの靴を考えよう！
・靴の基本とこども靴の正しい選び方・履き方
・こどもの上靴
・制靴によって起こる足の障害
・こどものスポーツシューズ
・靴下はどう選ぶ？
【Column】
・こどもの扁平足にインソールって必要！？
・足と汗
・学校生活一足制のススメ
・裸足教育、草履教育
・国会会議録からみたこどもの足の発育と靴に対する政府の考え方

Ⅳ章 こどもの足変形を予防しよう！
・こどもに必要な運動連鎖
・こどもの立ち姿勢・座り姿勢
・運動のススメ
・こどものロコモ対策—なぜこどもの頃からロコモ予防が必要か—

全日本病院出版会
〒113-0033　東京都文京区本郷 3-16-4　Tel：03-5689-5989
www.zenniti.com　　　　　　　　　　Fax：03-5689-8030

◆特集/皮膚診療どうする!?こうする!?—困ったときの次の一手—
乾癬・掌蹠膿疱症診療
—困ったときにどうする?—

鎌田昌洋*

Key words:乾癬(psoriasis),掌蹠膿疱症(palmoplantar pustulosis),外用療法(topical therapy),光線療法(phototherapy),全身療法(systemic therapy),生物学的製剤(biologics)

Abstract 乾癬や掌蹠膿疱症は視診で診断がつくことが多いが,困ったときは乾癬の場合は皮膚生検を検討し,掌蹠膿疱症ではダーモスコピーでpustulo-vesicleを探すとよい.治療においては,近年,生物学的製剤を含む分子標的薬の登場により,治療に困ることも以前に比べて少なくなった.基本的には生活指導などを行いつつ,外用療法の選択,工夫,指導を行い,難治な場合は光線療法や全身療法(経口薬や生物学的製剤)を併用することとなる.本稿では網羅的に困ったときに行うことを挙げるが,経済的状況や個々の患者背景・特性を考慮し治療を行う.

はじめに

乾癬は紅斑,鱗屑を呈し,掌蹠膿疱症は掌蹠に無菌性膿疱,紅斑,鱗屑を呈する疾患でありほとんどは視診のみで診断をつけることができるが,非典型的な皮疹を呈したり,外用療法による修飾が加わった場合は診断に困ることがある.また,両疾患とも慢性炎症性皮膚疾患であり長期にわたりQuality of Life(QOL)を低下させるため,治療においては症状をなくし,よい状態を保つことが重要である.近年,生物学的製剤を含む分子標的薬の登場により,多くの患者で皮疹がまったくない状態を達成できるようになった.しかしながら,一部の患者では皮疹が残りQOL障害が続いたり,経済的理由で分子標的薬を使用できないことも少なくない.ここでは,診断で困ったとき,治療で困ったときの次の一手について述べたい.

乾癬

1.診断で困ったとき

乾癬は視診のみで診断がつく場合が多い.しかし,皮疹が頭部のみの場合は脂漏性皮膚炎が,爪のみの場合は扁平苔癬などが鑑別となり,臨床症状のみでは判断が難しいこともある.ほかにも,アトピー性皮膚炎,慢性湿疹,貨幣状湿疹などの湿疹・皮膚炎群や,局面状類乾癬や菌状息肉症,毛孔性紅色粃糠疹,乾癬型薬疹が鑑別として挙げられることもある.そのような場合は皮膚生検を行うことが勧められる.典型的な病理組織像が得られれば乾癬と診断することができるが,実際には病理所見でも判断が難しい場合も少なくない.その場合は,臨床経過・症状と合わせて診断を下すか,診断は保留にしつつ乾癬でなかった場合(鑑別として挙げられた疾患)でも安全な治療法の選択をせざるを得ない.安全性が担保される場合であれば,乾癬の治療薬を使用することで治療的診断を行うこともあるが,特に治療薬が高価な場合は前もって患者に効果が乏しい可能性があることを十分に説明し納得したうえで行う必要がある.

---

* Masahiro KAMATA,〒173-8605 東京都板橋区加賀2-11-1 帝京大学医学部皮膚科学講座,教授

また，白癬や梅毒も乾癬様の皮疹を呈することがあるため，少しでも疑った場合はKOH直接顕微鏡検査や採血検査を行う．

2．治療で困ったとき

治療反応性が悪いとき治療法を変更するのが定石だが，一部の患者では肥満を改善することで皮疹が改善することもあり，肥満患者では減量を，喫煙患者では禁煙を，また，ストレスをためない生活をするなど，生活習慣の改善を指導することも併せて行いたい．また，外用療法や内服療法では，アドヒアランスの低下による治療効果が得られない場合もあり，きちんと外用できているか，飲み忘れはないかなどアドヒアランスの評価を行い，必要に応じて指導することも改善につながる．

妊婦・授乳婦で全身療法が必要な場合は，胎盤通過性・乳汁移行性が極めて低いセルトリズマブペゴル（シムジア®）を検討する[1]．

a）外用療法で難治のとき

(1) 外用薬がカルシポトリオール水和物・ベタメタゾンジプロピオン酸エステル（Cal/BD）（ドボベット®）フォーム以外の場合は，Cal/BDフォームに変更する．ステロイド単剤，ビタミンD_3単剤，Cal/BD軟膏，ゲルよりも有効性が高く[2)~4)]，1日1回の外用で十分な効果が得られることからアドヒアランスの向上が期待でき，改善が見込める．

ステロイドやビタミンD_3外用薬で難治な場合，まったく機序の異なるタピナロフ（ブイタマー®）クリームを試してもよいかもしれない．

(2) 爪など難治な場合は密封療法（occlusive dressing technique：ODT）も検討できるが，煩雑さからアドヒアランスが低下することもあり，患者の性格も併せて考慮する．

(3) 頻回に通院できるのであれば全身，または局所の光線療法の併用も検討可能である．

(4) より高い効果を目指すのであれば，内服療法や生物学的製剤を検討する．特に，皮疹が広範囲にある場合は外用に時間がかかり患者負担も多くなる．また，爪病変は外用療法に抵抗性のことが多い．服で隠れない部位，例えば頭部，顔面，手などの皮疹，陰部の皮疹はQOL障害が高い．「温泉に行きたい」，「半袖やスカートを着たい」や「結婚式までにきれいになりたい」などの希望がある患者もみられる．このような場合は，外用療法が抵抗性であれば早期に内服療法や生物学的製剤などの全身療法を検討すべきである．

b）光線療法で難治のとき

(1) 線量を上げ，通院間隔を短くする．

(2) 外用療法（Cal/BDフォーム）を追加する[5]．

(3) 内服薬を追加する．エトレチナート（チガソン®）やアプレミラスト（オテズラ®）の併用を考える．

(4) シクロスポリン（ネオーラル®），デュークラバシチニブ（ソーティクツ®）を開始する．全身の光線療法は併用しない．

(5) 生物学的製剤へ変更する．生物学的製剤中の全身の光線療法との併用は安全性についてエビデンスがなく，なるべく避ける．局所の光線療法の併用は可能である．

c）内服療法で困ったとき

(1) 安全性に問題がなければ増量可能な薬剤は増量する．

(2) 副作用が起こった場合は減量や他剤へ変更する．

(3) 外用療法（Cal/BDフォーム）を追加する[6]．

(4) シクロスポリンは内服のタイミングを変える．一部の患者では，食後内服のほうが食前内服に比べ血中濃度が低くなるため，食前内服に変える．先発品はマイクロエマルジョン製剤であり吸収の安定が期待できるが，後発品ではそれが期待できないため，先発品に変更することも検討する．ただし，薬価が高くなるため注意が必要である．

(5) アプレミラストとエトレチナートの場合は光線療法の併用を検討する．

(6) デュークラバシチニブへ変更する．アプレミラストよりも効果が期待できる[7]．

(7) 生物学的製剤へ変更を検討する．

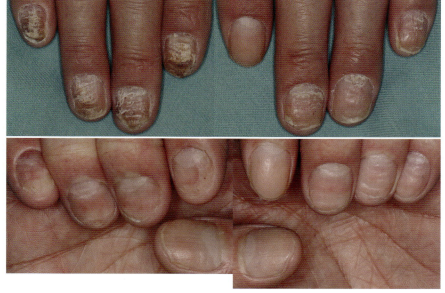

図 1. IL-17 阻害薬に Cal/BD フォーム外用を追加し改善した爪病変
a：IL-17 阻害薬．開始 7 か月後
b：Cal/BD フォーム．追加 3 か月後

d）生物学的製剤で難治のとき

(1) あまりにも効果が乏しい場合は，診断があっているかもう一度検討する．

(2) 残存病変に対して外用療法(Cal/BD フォーム)を追加する(図 1)．

(3) 残存病変に対して局所光線療法を追加する．

(4) 生物学的製剤の種類を変更する(バイオスイッチ)[8]．スイッチ先としては，IL-23 阻害薬ではリサンキズマブ(スキリージ®)を，IL-17 阻害薬ではイキセキズマブ(トルツ®)，ビメキズマブ(ビンゼレックス®)などを検討する．これらの薬剤は，臨床試験において生物学的製剤の使用歴がある患者においても，使用歴がない患者(バイオナイーブ)と有効性がほとんど変わらなかった．ブロダルマブ(ルミセフ®)も臨床試験では同様の結果を示したが，IL-17 の受容体に対する抗体であり，重症例においては IL-17 が豊富にある状況下で相対的に受容体の阻害が不足すると急に悪化することもあり，経験的に上記 3 つのほうを優先している．二次無効(一度効果がみられたが，効果が失われた)の場合は，維持期において抗体製剤の絶対量が不足しているか，抗薬物抗体の関与が考えられる．その場合は，同系統の薬剤への変更も検討可能である(例：セクキヌマブ(コセンティクス®)からイキセキズマブなど)．一次無効(効果が一度もみられなかった)の場合も，同系統の薬剤への変更も可能だが(例：セクキヌマブ→ビメキズマブ．グセルクマブ(トレムフィア®)→リサンキズマブなど)，クラスの違う薬剤への変更を行うことが多い(例：IL-17 阻害薬→リサンキズマブ．IL-23 阻害薬→イキセキズマブまたはビメキズマブ．TNFα 阻害薬→リサンキズマブ，イキセキズマブ，またはビメキズマブなど)(図 2)．

(5) 乾癬性関節炎で生物学的製剤治療中に効果不十分な場合も，生物学的製剤の変更を検討する．メトトレキサートなどを追加することもあるが，追加した際の効果についてはエビデンスがなく，安全性の面からも生物学的製剤を変更することが多い．IL-17 阻害薬で効果不十分な場合，IL-17 阻害薬間ではイキセキズマブやビメキズマブへの変更，または TNFα 阻害薬(アダリムマブ(ヒュミラ®)やセルトリズマブ ペゴルなど)へ変更する．TNFα 阻害薬で効果不十分な場合，IL-17 阻害薬への変更を検討する．TNFα 阻害薬や

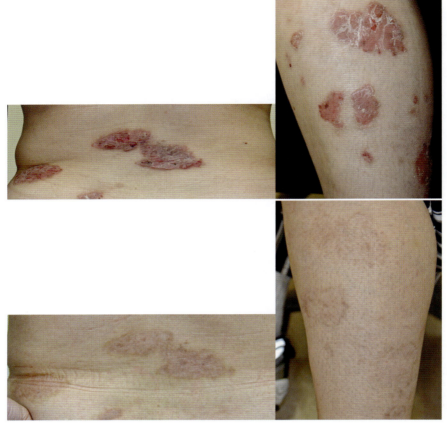

図 2. TNFα 阻害薬からイキセキズマブへ変更し皮疹が改善した症例
a：TNFα 阻害薬で治療後に残存する皮疹
b：イキセキズマブへ変更 3 か月後

IL-17 阻害薬に効果不十分な場合，または安全性の問題で使用ができない場合は IL-23 阻害薬も検討可能である．または，生物学的製剤で効果不十分な場合，ウパダシチニブ内服という手もある．顆粒球単球吸着療法も併用可能であるが，エビデンスレベルは低い．施行可能な施設で他に治療法がない場合は検討してもよいかもしれない．

(6) 膿疱性乾癬で生物学的製剤により効果不十分な場合，生物学的製剤の変更を検討するか，急性症状に対しては抗 IL-36R 抗体であるスペソリマブ(スペビゴ®)を投与することができる．生物学的製剤を投与しても膿疱が目立つ症例においてはスペソリマブが有効であることもある[9]．

掌蹠膿疱症

1. 診断で困ったとき

掌蹠膿疱症は掌蹠に無菌性膿疱，小水疱，紅斑，鱗屑を呈し，典型的な皮疹・分布(手掌の中央部や拇指球，足底では土踏まず(足弓部)や踵部，足縁)の場合は診断が容易であるが，症例によっては膿疱がはっきりせず，診断に苦慮することもある．ダーモスコピーで観察すると，小水疱と膿疱に混じて，水疱の中央に白色の小膿疱を有する皮疹がみられ，これを pustulo-vesicle と呼ぶ[10)11]．鑑別疾患として白癬や汗疱・異汗性湿疹，膿疱性乾癬，好酸球性膿疱性毛包炎などが挙げられるが，これらの疾患では pustulo-vesicle はみられず，掌蹠膿疱症による特徴的な所見といえる．診断に困ったときは，ダーモスコピーで pustulo-vesicle を注意

深く探すことが診断に役立つことがある.

前胸壁の胸骨, 鎖骨, 肋軟骨など(主に胸鎖関節)に疼痛を伴うことがあるため(掌蹠膿疱症性骨関節炎), その有無を確認する.

2.治療で困ったとき

(1) 主に外用療法を行うが, 病巣感染のコントロールも重要である. 歯性病巣(歯周病や根尖病巣など)がある場合は, その治療を並行する[12]. 歯周病や根尖病巣について, 一般の歯科では X 線による評価を行わず視診だけで済まされ見逃されることもあり, 可能であれば掌蹠膿疱症に理解のある歯科医との連携が望ましい.

(2) 扁桃摘出についてはエビデンスレベルが低いが, 摘出後に掌蹠膿疱症の皮膚症状や骨関節炎が改善したとの報告がある[13]. 侵襲性が高い行為であり, 必ずしも治るとは限らないため, 慎重な検討と患者の理解, 納得が必要である. 骨関節病変による疼痛が強く, ほかの治療法に抵抗性の場合は, 手術侵襲や術後出血などの合併症を考慮したうえで耳鼻咽喉科医との十分な連携のもと, 治療選択肢の1つとして考慮する.

(3) 掌蹠膿疱症患者は喫煙率が高いが, 増悪因子であるため禁煙指導を合わせて行う[14].

(4) 歯科金属の除去については有意な改善がみられなかったとの報告があり[15], 勧める必要はない.

a)外用療法で難治のとき

(1) 外用療法としてはマキサカルシトール(オキサロール®)軟膏やステロイド外用薬を用いることが多い. 難治な場合, 掌蹠膿疱症に保険適用はないが配合剤である Cal/BD フォームなどを検討してもよい.

(2) 光線療法を追加する. 局所光線療法は, 局所感染の有無に関わらず効果が期待できる[16].

(3) 内服療法を追加する. エトレチナートは保険適用があり, 妊娠の可能性がなければ検討してもよい.

高用量のビオチン(9~12 mg/日)については, 有効性を示す報告もあるが同時にほかの治療も行っているものが多く, ビオチン自体に有効性があるかどうかについてははっきりしない[11]. 安全性が高いため試してもよいが, あくまでエビデンスレベルが低いことを理解したうえで使用する. 安全性に関する情報が十分でない現状では, 妊婦や妊娠を積極的に希望する患者に対してビオチンの高用量投与は勧められない. また, 多くの臨床検査で測定する物質の抗体にビオチン化試薬が使用されており, ビオチンの大量摂取が検査値に影響することがあるため注意が必要である.

シクロスポリンもエビデンスが乏しいが効果が期待できる. しかし, 病巣感染の悪化の可能性, 長期投与による腎機能障害や高血圧などが懸念されるため, 近年長期の使用は避ける傾向にある.

アプレミラストは, 2024 年 11 月時点で掌蹠膿疱症に対して保険適用はないが, 臨床試験で有効性を示しており[17], 近々承認されることが予想される. 高い免疫学的安全性からも外用療法で難治な場合の第 1 選択となり得る薬剤である.

(4) 生物学的製剤を追加する. 抗 IL-23 抗体であるグセルクマブは掌蹠膿疱症に対して臨床試験で有効性を示しており[18], リサンキズマブも保険適用をもつ. 高い安全性からも外用療法で難治な場合は生活指導とともに積極的に検討する.

抗 IL-17RA 抗体であるブロダルマブも掌蹠膿疱症に対して保険適用を有するが, 臨床試験において, 口腔カンジダ症のほか, 乾癬患者に対する臨床試験では懸念事項として挙げられなかった外耳炎, 壊疽性膿皮症, 病巣感染の顕著化がみられた. 安全性の面から抗 IL-23 抗体の効果が乏しい場合にのみ使用を検討する. 日本皮膚科学会から出されている「掌蹠膿疱症におけるブロダルマブ使用上の注意」を参考にされたい[19].

(5) 掌蹠膿疱症性骨関節炎で難治のとき. NSAIDs のほか, ビオチン, シクロスポリン, アプレミラスト, メトトレキサート, サラゾスルファピリジン, 内服副腎皮質ステロイド(短期), IL-23 阻害薬, TNFα 阻害薬, IL-17 阻害薬, ウパダシチニブなどを検討する. いずれもエビデン

スレベルは低く，多くのものは保険適用外であることに留意する．

おわりに

　乾癬，掌蹠膿疱症ともに，近年，有効性と安全性がともに高い薬剤が次々と登場し，治療選択肢が増えてきた．困ったときに打つ手が増え，以前に比べると困ることが少なくなってきた．しかしながら，経済的理由で新薬を使えなかったり，新薬を使用しても皮疹が残存することもある．今後も知識をアップデートし，様々な工夫を駆使しながら，患者が乾癬や掌蹠膿疱症に煩わされない生活が送れるよう個々の患者にあわせた最善の治療を提供することが求められている．

文　献

1) Clowse ME, et al：Minimal to no transfer of certolizumab pegol into breast milk：results from CRADLE, a prospective, postmarketing, multi-centre, pharmacokinetic study. *Ann Rheum Dis*, **76**：1890-1896, 2017.

2) Kaufmann R, et al：A new calcipotriol/betamethasone dipropionate formulation(Daivobet) is an effective once-daily treatment for psoriasis vulgaris. *Dermatology*, **205**：389-393, 2002.

3) Koo J, et al：Superior efficacy of calcipotriene and betamethasone dipropionate aerosol foam versus ointment in patients with psoriasis vulgaris--A randomized phase Ⅱ study. *J Dermatolog Treat*, **27**：120-127, 2016.

4) Paul C, et al：Calcipotriol plus betamethasone dipropionate aerosol foam provides superior efficacy vs. gel in patients with psoriasis vulgaris：randomized, controlled PSO-ABLE study. *J Eur Acad Dermatol Venereol*, **31**：119-126, 2017.

5) Licata G, et al：Pretreatment with an Aerosol Foam Containing Calcipotriene and Betamethasone Strongly Improves the Efficacy of Narrow-Band UVB Phototherapy. *Dermatol Ther(Heidelb)*, **12**：2161-2171, 2022.

6) Bagel J, et al：Apremilast with Add-On Calcipotriene/Betamethasone Dipropionate for Treat-

ing Moderate to Severe Plaque Psoriasis. *J Drugs Dermatol*, **19**：1149-1155, 2020.

7) Imafuku S, et al：Efficacy and safety of the selective TYK2 inhibitor, deucravacitinib, in Japanese patients with moderate to severe plaque psoriasis：Subgroup analysis of a randomized, double-blind, placebo-controlled, global phase 3 trial. *J Dermatol*, **50**：588-595, 2023.

8) Kamata M, et al：Efficacy and Safety of Biologics for Psoriasis and Psoriatic Arthritis and Their Impact on Comorbidities：A Literature Review. *Int J Mol Sci*, **21**：1690, 2020.

9) Suzuki S, et al：Spesolimab improved pustules on the palms and soles that were refractory to tumor necrosis factor inhibitors and interleukin-17 inhibitors in a patient with generalized pustular psoriasis：A case report. *J Dermatol*, **51**(12)：e416-e418, 2024.

10) Murakami M, et al：Acrosyringium is the main site of the vesicle/pustule formation in palmoplantar pustulosis. *J Invest Dermatol*, **130**：2010-2016, 2010.

11) 照井　正ほか：掌蹠膿疱症診療の手引き2022．日皮会誌，**132**：2055-2113，2022.

12) Kouno M, et al：Retrospective analysis of the clinical response of palmoplantar pustulosis after dental infection control and dental metal removal. *J Dermatol*, **44**：695-698, 2017.

13) Takahara M, et al：Treatment outcome and prognostic factors of tonsillectomy for palmoplantar pustulosis and pustulotic arthro-osteitis：A retrospective subjective and objective quantitative analysis of 138 patients. *J Dermatol*, **45**：812-823, 2018.

14) Michaëlsson G, et al：The psoriasis variant palmoplantar pustulosis can be improved after cessation of smoking. *J Am Acad Dermatol*, **54**：737-738, 2006.

15) Masui Y, et al：Dental metal allergy is not the main cause of palmoplantar pustulosis. *J Eur Acad Dermatol Venereol*, **33**：e180-e181, 2019.

16) Niimura Y, et al：308-nm excimer light is effective for palmoplantar pustulosis regardless of the presence or absence of focal infection：Single-center real-world experience of treatment for palmoplantar pustulosis. *J Dermatol*, **51**(7)：977-984, 2024.

17) Okubo Y, et al：Exploratory Efficacy Evaluation of Apremilast for the Treatment of Japanese Patients with Palmoplantar Pustulosis：32-Week Results from a Phase 2, Randomized, Placebo-Controlled Study. *Dermatol Ther*（*Heidelb*）, **14**：1863-1873, 2024.

18) Terui T, et al：Efficacy and Safety of Guselkumab in Japanese Patients With Palmoplantar Pustulosis：A Phase 3 Randomized Clinical Trial. *JAMA Dermatol*, **155**：1153-1161, 2019.

19) 日本皮膚科学会乾癬分子標的薬安全性検討委員会：掌蹠膿疱症におけるブロダルマブ使用上の注意. 2023.
Available from：https://www.dermatol.or.jp/uploads/uploads/files/about/掌蹠膿疱症におけるブロダルマブ使用上の注意.pdf

◆特集／皮膚診療どうする!?こうする!?―困ったときの次の一手―
自己免疫性水疱症診療
―困ったときにどうする？―

石井文人*

Key words：天疱瘡（pemphigus），類天疱瘡（pemphigoid），診断（diagnosis），治療（therapy）

Abstract 自己免疫性水疱症は多彩な皮膚抗原に対する自己抗体によって皮膚や粘膜に水疱やびらんを形成する稀な皮膚疾患である．その診断には，臨床症状と皮膚生検による病理組織検査に加え，これらの蛋白に対する自己抗体の存在を証明することが必須である．臨床症状が典型的であれば，必要な検査を踏まえ診断が容易なことが多いが，天疱瘡や類天疱瘡には非典型的な臨床症状を呈する亜型が存在し，診断するまでに時間を要し，ほかの炎症性皮膚疾患として見逃している可能性もある．そのため，診断はときに困難を伴う．難治性炎症性皮膚疾患に対しては，蛍光抗体直接法を含めた皮膚生検やCLEIA検査を常に意識しながら診療に臨むことが大切である．また治療に関しては，重症度は症例によって様々で，ステロイド抵抗性の難治例を経験することもあれば，ステロイド減量中の再燃・再発例もよく遭遇する．

はじめに

自己免疫性水疱症の診断は，臨床症状と病理組織学的所見に加え，免疫学的検査によって，自己抗体の検索・解析をする手順となる．現在，蛍光抗体法，ELISA/CLEIA（enzyme-linked immunosorbent assay/chemiluminescent enzyme immunoassay）法，免疫ブロット法などが免疫学的診断ツールとして発展し，確定診断に欠かせない．

臨床症状が典型的であれば診断のための検査を選択しやすいが，非典型的で特殊な病型では湿疹皮膚炎として見逃されることもあれば，水疱やびらん症状がない結節性病変や増殖性変化を呈する水疱症，眼部に限局して侵す水疱症も存在し，診断までに時間がかかることがある．

確定診断ののち，治療方針に関しては，2010年に策定された天疱瘡診療ガイドラインと，2017年に策定された類天疱瘡診療ガイドラインにそれぞれ記されており，治療アルゴリズムを参考にして，治療戦略を立てることができるようになった[1)2)]．しかし，重症度は症例によって様々で，ステロイド抵抗性の難治例を経験することもあれば，ステロイド減量中の再燃・再発例にもよく遭遇する．本稿では，自己免疫性水疱症の診断が困難な場合や難治例への対処について概説する．

診断に困ったときの対処

1．臨床所見より「困ったときにどうする？」

水疱性類天疱瘡（bullous pemphigoid：BP）は，全身に多発する瘙痒を伴う浮腫性紅斑と緊満性水疱を特徴とする．また約10〜20％に口腔粘膜に水疱・びらんを生じる．特殊な病型として，限局性類天疱瘡（前脛骨型とBrunsting-Perry型），小水疱性類天疱瘡，結節性類天疱瘡，増殖性類天疱瘡，lichen planus pemphigoides, dyshidrosiform bullous pemphigoid, erythrodermic bullous pemphigoidなどの亜型がある[3)]．BPの初発症状は，水疱やびらんではなく，典型的な水疱の出現前には多彩な初期病変を呈し，紅斑や紅斑丘疹として湿疹と誤診されていることをよく経験する．類天疱瘡

---

* Norito ISHII，〒830-0011 久留米市旭町67
久留米大学医学部皮膚科学講座，准教授

と診断されるまで発症から平均6か月かかることもあり[4]，non-bullous pemphigoid や，prodromal pemphigoid という概念もあり[5][6]，診断において問診が重要な役割を果たすのは当然のことながら，類天疱瘡の診断において「水疱がみられない場合でも BP を疑うこと」が重要である．難治性炎症性皮膚疾患に対しては，水疱症を鑑別に挙げ，蛍光抗体直接法（direct immunofluorescence：DIF）を含めた皮膚生検や CLEIA 検査を施行する．さらに神経疾患（脳梗塞，認知症，パーキンソン病など）の合併の有無や，糖尿病の既往またはジペプチジルペプチダーゼ4（DPP-4）阻害薬の内服歴や免疫チェックポイント阻害薬，利尿剤などの薬剤歴の確認が早期診断に導くことがある．

天疱瘡は臨床的に尋常性天疱瘡，落葉状天疱瘡の2型に大別される（古典型天疱瘡）．この古典型の臨床像と一線を画す亜型に，増殖性天疱瘡（尋常性天疱瘡の亜型），疱疹状天疱瘡（落葉状天疱瘡の亜型），腫瘍随伴性天疱瘡などがある．各病型の詳細については，誌面の都合上割愛する．

臨床症状について，初診時に既に免疫抑制薬による先行治療により診断に難渋することがあり[7][8]，免疫抑制薬内服中の本症の皮疹や抗体価の解釈には注意が必要である．

臨床から診断が難しい例の1つとして，教科書的所見に反して，弛緩性水疱であっても天疱瘡ではなく類天疱瘡であったり，逆に緊満性水疱を呈していても天疱瘡であることを経験するため，病理組織学的検査で，表皮内水疱，表皮下水疱の所見の確認が必要である．

2．検査結果より「困ったときにどうする？」

自己免疫性水疱症の診断には，臨床症状と病理組織学的所見に加え，免疫学的検査によって，自己抗体の存在を証明することが必須である．主要な免疫学的検査には，蛍光抗体法，ELISA/CLEIA 法，免疫ブロット法が挙げられ，これらの検査結果と，臨床像と病理所見を，総合して診断する．類天疱瘡・天疱瘡のそれぞれの診断基準にも，免疫学的診断項目として DIF，蛍光抗体間接法（indirect immunofluorescence：IIF），ELISA/CLEIA の検査項目が記載されており，診断に欠かせない[1][2]．診断には，これら免疫学的検査がすべて陽性でなければならないというわけではないが，病理検査および DIF に必要な検体採取として皮膚生検を施行することが必須であることに留意する．

現在，自己免疫性水疱症の標的抗原検査として，保険収載されている ELISA/CLEIA 法は，診断基準に記載されているデスモグレイン（Dsg）1と Dsg 3，BP 180 だけである．

一方，BP のもう1つの標的抗原である BP 230 や後天性表皮水疱症（epidermolysis bullosa acquisita：EBA）の標的抗原であるⅦ型コラーゲンの ELISA については，2024 年現在，保険収載されていないが ELISA キットは購入可能であり，大学機関などの研究室などで施行が可能となっている．さらに抗表皮トランスグルタミナーゼ（eTG），抗組織トランスグルタミナーゼ(tTG) IgA 抗体の ELISA キットも購入することができ，それぞれ，BP や EBA，ジューリング疱疹状皮膚炎の診断に有用である．それでも，ラミニン 332 や p 200，BP180NC16A 部位以外の BP 180 蛋白，プラキン分子などに対する抗体検査は，全国では限られた施設でしか行えないのが現状で，現在の保険診療内で自己免疫性水疱症の検査は十分な体制とは言い難い．

自己免疫性水疱症を疑い，または鑑別に挙げて検査をするなかで，保険収載されている CLEIA 検査が陰性であったときにとても困ることを経験する．さらに，病理検査や DIF 検査まで検査結果が出ていれば天疱瘡または類天疱瘡として診断には至るが，抗原が同定できないと，医師側または患者側から確定診断について安心感が得られない場面が想像できる．よく経験するのは，臨床より（水疱性）類天疱瘡を疑うも，BP 180 の CLEIA 法が陰性であったときである（**図1**）．類天疱瘡群を考えたときに，抗 BP 230 抗体や，NC16A 領域以外に対する抗 BP 180 抗体を検索する．1 M 食塩水

臨床より（水疱性）類天疱瘡を疑う.
しかし BP180-CLEIA が陰性であったとき

- NC16A領域以外に対する抗BP180抗体の存在を疑う.
- 抗BP230抗体の存在を疑う.
- その他、抗BMZ抗体の存在を疑う.
  【VII型コラーゲン、ラミニン332、p200】

  ⇩

- BP180-ELISA法で再確認する.

図1. 臨床より類天疱瘡を疑うも，BP180-CLEIA が陰性のとき（私見）

剝離ヒト皮膚切片を用いた IIF 所見を参考にして，BP 以外に，EBA，抗 p 200 類天疱瘡，さらに粘膜症状が強くみられれば，抗ラミニン 332 型粘膜類天疱瘡，抗 BP 180 型粘膜類天疱瘡などを鑑別に挙げる．現在保険収載されている抗BP 180 抗体は，BP 180 蛋白の NC16A 領域しかカバーしていないため，NC16A 領域以外の部分に結合する自己抗体は検出できない．BP 180（XVII 型コラーゲン）には，NC16A 領域以外にも，病原性があることが示唆されており，それらの抗体の検出するために，C 末端領域に対する自己抗体や，線状IgA 水疱性皮膚症で検出される BP 180 の切断産物である 120 kDa の LAD-1 や 97 kDa 蛋白の LABD 97 に対する自己抗体などを，免疫ブロット法で検出することができる[9)10)]．また北海道大学で開発された，NC16A 領域だけでなく，細胞内および細胞外領域全体に対する抗体を一度に検出し得る BP 180 全長の組み換え蛋白を用いた ELISA 法は，それらを一度に検出し定量化することができ，NC 16A 領域以外の BP 180 蛋白を検出しやすい DPP-4 関連 BP や MMP などの診断に有用である[11)12)]．

DPP-4 阻害薬関連 BP では非炎症型の割合は 33.3％で通常型の 14.6％に比べて有意に高く，抗 BP180NC16A 抗体が陰性・低値となる症例が 40〜70％と示されており，抗 BP180NC16A 抗体が陰性の場合，診断はどうすればよいか？という

クリニカルクエスチョン（CQ）について，全長 BP180-ELISA や 1 M 食塩水剝離ヒト皮膚切片を用いた IIF を行うことの有用性が示されている[13)]．

天疱瘡疾患の検討では，保険収載されている CLIEA 法で抗 Dsg 抗体が陰性であったとき，Dsg 以外の抗体として，デスモコリン（Dsc）やプラキン分子に対して検索を行うことを考えてみる（図2）．

デスモソームの主要な構成蛋白に，Dsg とともに Dsc という膜通過タンパクがあり，Dsc には 3 種のアイソタイプ，Dsc 1，Dsc 2，Dsc 3 が存在する．亜型の天疱瘡に IgG 抗 Dsc 抗体を検出する天疱瘡の症例の報告がいくつかあり，古典型天疱瘡と比較し非典型的天疱瘡患者で高率に検出されることが示唆されている[14)]．

また腫瘍随伴性天疱瘡（paraneoplastic pemphigus：PNP）は，悪性腫瘍，特に血液腫瘍や，胸腺腫，Castleman 腫瘍などに随伴し発症する天疱瘡の一型である[15)]．難治性の口腔粘膜病変が特徴であり，主に口唇や口腔内から咽頭に血痂や出血を伴うびらん，潰瘍を生じる．また眼粘膜病変を伴うことが多く，偽膜性結膜炎や眼瞼癒着を生じることがある．多形滲出性紅斑様皮疹，扁平苔癬様皮疹を呈することがあり臨床像は多彩である．ラット膀胱を基質とした IIF で移行上皮に反応する IgG 抗体を検出する．CLEIA/ELISA 法ではほとんどの患者で抗 Dsg 3 抗体が検出されるが，抗 Dsg 抗体以外に，PNP では血中にプラキン分子や

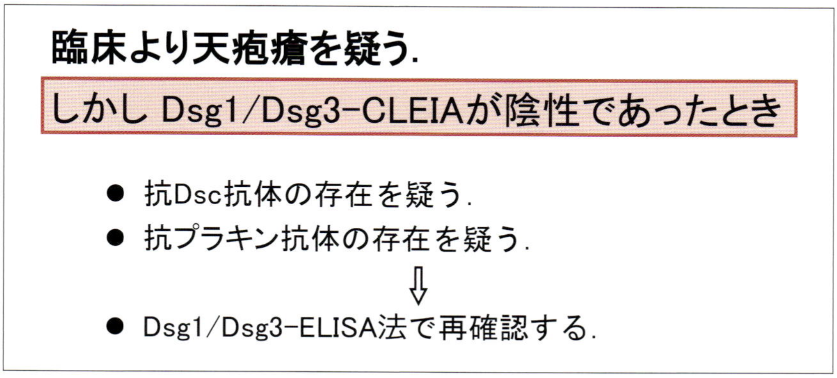

```
┌─────────────────────────────────────────────┐
│  臨床より天疱瘡を疑う．                      │
│ ┌─────────────────────────────────────────┐ │
│ │ しかし Dsg1/Dsg3-CLEIA が陰性であったとき │ │
│ └─────────────────────────────────────────┘ │
│                                             │
│    ● 抗Dsc抗体の存在を疑う．                │
│    ● 抗プラキン抗体の存在を疑う．           │
│              ⇩                              │
│    ● Dsg1/Dsg3-ELISA法で再確認する．        │
│                                             │
└─────────────────────────────────────────────┘
```

図 2. 臨床より天疱瘡を疑うも、Dsg1/Dsg3-CLEIA が陰性のとき（私見）

Dsc や BP 180，BP 230 など多くの抗原蛋白に対する自己抗体を様々な頻度で検出する．プラキン分子に対する IgG 抗体の検出法として，免疫ブロット法で多くの患者血清が 210 kDa エンボプラキンと 190 kDa ペリプラキンに反応することが示されている[16]．

保険収載されている CLEIA 法が陰性であったとき，それ以外の自己抗体を検索するほかに，稀だが，抗体検出が CLEIA 法が陰性でありながら，ELISA 法で陽性になる症例を経験する．CLEIA 法が陰性だが ELISA 法では陽性となる要因に，実験的に抗原との結合速度の違いにより，CLEIA 法では短時間の反応で結合できなかった自己抗体が ELISA 法で検出されることが推察されている[17]．CLEIA 法と ELISA 法の感度，特異度については，ほぼ同等で，両者の陽性陰性の判定一致率は 98〜99% と非常に高いことが示されている．CLEIA 法だけに頼るのではなく，臨床症状で自己免疫性水疱症を強く疑う症例では，蛍光抗体法やその他検査法を組み合わせて総合的に診断することが望ましく，CLEIA/ELISA の結果の不一致は Dsg 3, Dsg 1, BP 180 すべてにみられるので，CLEIA 法が陰性であったとき，抗 Dsg 抗体や抗 BP180NC16A 抗体以外に対する自己抗体の検索も必要であるが，Dsg 3, Dsg 1, BP 180 抗体の存在を否定せずに，今一度 ELISA 法で検討することも留意しておきたい．

難治例への対処

1．通常治療を行っても水疱新生が続く場合

治療方針については，天疱瘡および類天疱瘡診療ガイドラインの治療アルゴリズムに則して行うことができ，治療前に必要な検査と，重症度判定を行い，適切な初期治療について詳細に示されている[1)2)]．また水疱症患者を診療する際に念頭に置いておかなければいけないことは，多くの患者が高齢者であるという点であり，加齢に伴う肝・腎機能の低下，呼吸・嚥下機能の低下，生活習慣病・骨粗鬆症の合併率の上昇，日常生活動作の低下，易感染性などが想定しやすい高齢者に，ステロイドや免疫抑制剤などの薬剤を長期間投与する場合は，治療リスクが高くなることに留意しなければならない．天疱瘡および類天疱瘡で重症度が中等症以上の場合は，ステロイド内服を軸に，不応性・難治性症例に対し，免疫抑制薬，大量免疫グロブリン静注（IVIG）療法，血漿交換療法，ステロイドパルス療法の併用を検討する．

水疱症における免疫抑制薬には，アザチオプリン，シクロスポリン，ミコフェノール酸モフェチル，シクロフォスファミド，メトトレキサート，ミゾリビンが挙げられるが，実臨床において注意しなければならないのは，日本国内においては保険適用を取得している免疫抑制薬は存在しない，という点である（2024年現在）．また免疫抑制薬は血中自己抗体を減少させるまでに 1〜2 か月程度の時間を要するため，病勢が強く急激に拡大して

いく水疱, びらんを制御する目的には適さない面がある.

IVIG 療法は, 免疫抑制療法が主体となる自己免疫性水疱症の治療において, きわめて独特で, 2008 年に天疱瘡, 2015 年に類天疱瘡に保険適用となった大量 IVIG 療法は, 免疫抑制を伴わないこと, そして日和見感染症を合併するリスクの高い患者症例に安全に行える治療法として位置づけられる. IVIG は第 1 選択としては使わず, ステロイド内服療法に効果不十分な患者が適用となる.

本邦で 2021 年 12 月にステロイド治療抵抗性の天疱瘡症例に対する治療法として, B 細胞の表面マーカーである CD20 に対するモノクローナル抗体であるリッキシマブが薬事承認された. 天疱瘡の原因となる自己抗体を産生する細胞は, CD20 を細胞表面に発現している B 細胞と考えられており, リッキシマブは, この B 細胞を除去することによって自己抗体の産生を抑制し, 天疱瘡に対する治療効果を発揮する.

既存の治療法のみでは寛解に到達できなかった, 難治性の天疱瘡症例における新規治療法に, リッキシマブは新たな治療戦略として期待される.

2. 水疱が止まってもびらんがなかなか治癒しない場合

水疱症の治療は長期のステロイド投与となることが多いため, サイトメガロウイルス (CMV) 感染などの日和見感染症を経験することがある. ステロイド投与中に, びらんの改善が乏しいとき, 背景に敗血症や CMV 感染などの感染症を疑い, C7-HRP や白血球や血小板などを用いて CMV 感染のモニタリングを行う. また水疱症の治療後も遷延する紅斑が体部白癬であることがあり, 臨床所見をよく観察し, ステロイドを漫然と外用することのないように注意すべきである. 免疫抑制状態では敗血症や真菌感染の合併に気をつけながら[18][19] 抗体価の経過と PDAI・BPDAI の経過が乖離していたときは, 水疱症の病勢以外に, 免疫抑制状態に伴う感染症など, ほかの原因検査を怠らず行うことが重要である.

おわりに

自己免疫性水疱症の診断には臨床所見, 病理組織学的検査, 血清学的検査を総合的に評価することが重要である. 診断が困難な場合, 保険収載されていない ELISA 法や免疫ブロット法が, 抗原検索の手法であることを周知しておくとよいであろう. 治療が困難な場合, 病勢が強い急性期か再燃・再発期かによって, 追加治療の選択薬は多少かわることに留意する.

文 献

1) 天谷雅行ほか:日本皮膚科学会ガイドライン 天疱瘡診療ガイドライン. 日皮会誌, **120**:1443-1460, 2010.
2) 氏家英之ほか:日本皮膚科学会ガイドライン 類天疱瘡(後天性表皮水疱症を含む)診療ガイドライン. 日皮会誌, **127**:1483-1521, 2017.
3) Joly P, et al:Incidence and mortality of bullous pemphigoid in France. *J Invest Dermatol*, **132**:1998-2004, 2012.
4) Zhang Y, et al:Non-bullous lesions as the first manifestation of bullous pemphigoid:A retrospective analysis of 181 cases. *J Dermatol*, **44**:742-746, 2017.
5) Amato DA, et al:The prodrome of bullous pemphigoid. *Int J Dermatol*, **27**:560-563, 1988.
6) Lamberts A, et al:Nonbullous pemphigoid:Insights in clinical and diagnostic findings, treatment responses, and prognosis. *J Am Acad Dermatol*, **81**:355-363, 2019.
7) 熊谷宜子ほか:多彩な皮疹を呈し尋常性乾癬として加療されていた落葉状天疱瘡の 1 例. 臨皮, **70**:949-954, 2016.
8) 山上 淳:診断力を磨こう 診断困難例の診断プロセスに学ぶ 基本に立ち返って自己免疫性水疱症を診断することの重要性. 日皮会誌, **133**:1471-1477, 2023.
9) Yasukochi A, Teye K, Ishii N, Hashimoto T:Clinical and Immunological Studies of 332 Japanese Patients Tentatively Diagnosed as Anti-BP180-type Mucous Membrane Pemphigoid:A Novel BP180 C-terminal Domain Enzyme-

linked Immunosorbent Assay. *Acta Derm Venereol*, **96**：762-767, 2016.

10) Marinkovich MP, et al：LAD-1, the linear IgA bullous dermatosis autoantigen, is a novel 120-kDa anchoring filament protein synthesized by epidermal cells. *J Invest Dermatol*,**106**：734-738, 1996.

11) Izumi K, et al：Autoantibody Profile Differentiates between Inflammatory and Noninflammatory Bullous Pemphigoid. *J Invest Dermatol*, **136**：2201-2210, 2016.

12) Izumi K, et al：Detection of mucous membrane pemphigoid autoantibodies by full-length BP180 enzyme-linked immunosorbent assay. *J Dermatol Sci*, **88**：247-248, 2017.

13) 青山裕美ほか：日本皮膚科学会ガイドライン　類天疱瘡（後天性表皮水疱症を含む）診療ガイドライン補遺版．日皮会誌，**133**：189-193，2023.

14) Ishii N, et al：Anti-desmocollin autoantibodies in nonclassical pemphigus. *Br J Dermatol*, **173**：59-68, 2015.

15) Anhalt GJ, et al：Paraneoplastic pemphigus. An autoimmune mucocutaneous disease associated with neoplasia. *N Engl J Med*, **323**：1729-1735, 1990.

16) Ohzono A, et al：Clinical and immunological findings in 104 cases of paraneoplastic pemphigus. *Br J Dermatol*, **173**：1447-1452, 2015.

17) Mai Y, et al：Autoantibodies undetectable by chemiluminescent enzyme immunoassay require extended antigen-antibody reaction time for detection. *Br J Dermatol*, **180**：215-216, 2018.

18) 前田　学ほか：診断に難渋した高齢男性の落葉状天疱瘡．皮膚臨床，**59**：223-227，2017.

19) 楠葉展大ほか：水疱性類天疱瘡患者に生じた白癬性肉芽腫．皮病診療，**35**：1029-1032，2013.

ゼロからはじめる Non-Surgical 美容医療

好評

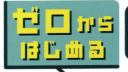

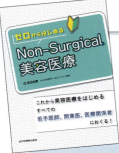

著 **宮田 成章** みやた形成外科・皮ふクリニック 院長

2024年11月発行
B5判 164頁 オールカラー 定価5,940円（本体5,400円＋税）

「Non-Surgical美容医療って気になるけど、どこからはじめたらいいの？」そんなあなたへ

美容医療の世界に足を踏み入れる時の心構えから、機器の理論・施術のコツまでを網羅！
レーザーをはじめとした各種治療機器や、ヒアルロン酸製剤などの注入による治療を、症例を交えながら解説しています。理解が難しい機器のメカニズムなどは豊富な図でわかりやすく説明しました。
美容医療業界への参入を考えている方はもちろん、自費診療に興味のある方、すでに治療機器を導入していて新しい治療の導入を検討している方にも、ぜひ手に取っていただきたい1冊です。

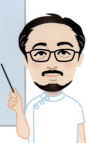

主な目次

＜総論＞ 美容皮膚診療とは
- 美容皮膚診療の心得
- 美容皮膚科を始める前の基礎知識

＜総論＞さあ美容皮膚診療をやってみよう
- どのような美容皮膚診療を目指すのか？
- 機器による治療
- 注入による治療
- その他の治療
- 治療概論
(1) シミの診療：老人性色素斑／光線性花弁状色素斑／雀卵斑／脂漏性角化症／扁平母斑／肝斑／黒皮症／炎症後色素沈着(PIH)／太田母斑／後天性真皮メラノサイトーシス(ADM)
(2) 治療方法

＜各論＞
各種機器の特徴と用途
- 炭酸ガス(CO_2)レーザー
- フラクショナル炭酸ガスレーザー
- Er:YAGレーザー（フラクショナルを含む）
- アレキサンドライトレーザー／ルビーレーザー
- Nd:YAGレーザー
- ピコ秒レーザー
- 近赤外線レーザー（フラクショナルを含む 1320, 1450, 1540, 1927 nm）
- その他の機器(光治療(IPL)／単極型高周波(ジュール熱方式)／単極型高周波(Radiative、誘電加熱方式)／ニードルRF／高密度焦点式超音波(HIFU)／同期平行型超音波(SUPERB™))

注入治療
- ボツリヌス菌毒素製剤
- ヒアルロン酸製剤
- 薬剤の経皮導入

治療法の選択とpitfall：疾患ごとに考える
- シミ（メラニン色素性疾患）
- シワ・タルミ

詳しくはこちら！

全日本病院出版会 〒113-0033 東京都文京区本郷3-16-4　Tel:03-5689-5989
www.zenniti.com　Fax:03-5689-8030

◆特集/皮膚診療どうする!?こうする!?―困ったときの次の一手―

膠原病診療
―困ったときにどうする?―

松下貴史*

Key words：皮膚エリテマトーデス(cutaneous lupus erythematosus：CLE)，全身性エリテマトーデス(systemic lupus erythematous：SLE)，皮膚筋炎(dermatomyosisi)，全身性強皮症(systemic sclerosis)

Abstract 皮膚エリテマトーデスの多くはヒドロキシクロロキンやグルココルチコイドの内服で改善するが一部の症例では治療抵抗性であり，その場合アニフロルマブが有効である．皮膚筋炎に伴う皮疹は，グルココルチコイド内服による治療が有効であるが，減量に伴い皮疹が再燃することがある．その場合はプロトピック軟膏やコレクチム軟膏による局所治療を行う．全身性強皮症の代表的な皮膚症状は血管障害によるレイノー現象・指尖潰瘍と線維化による皮膚硬化である．全身性強皮症による指尖潰瘍の治療にはエンドセリン受容体拮抗薬が使用されるが，治療抵抗性の場合 PDE5 阻害薬の併用が有効である．

はじめに

全身性エリテマトーデス(systemic lupus erythematous：SLE)や皮膚筋炎の治療の基本はグルココルチコイド全身投与による治療である．この治療により多くの皮疹が改善するが，なかには皮疹が残存したり，グルココルチコイドの漸減中に皮疹の再燃を認めることがある．また全身性強皮症でもレイノー現象や皮膚硬化，指尖潰瘍など多彩な皮膚病変を認め，ときに難治性である．本稿では，膠原病診療における，困ったときの次の一手について概説したい．

診断に困ったときの対処

1. レイノー現象や爪上皮出血点を認め，全身性強皮症が疑われるが，皮膚硬化を認めないとき，どうする?

対処法：全身性強皮症は，手指の皮膚硬化を伴うことが診断の中心だが，発症早期では皮膚硬化を認めないケースもみられる．レイノー現象や爪上皮出血点を認めるが皮膚硬化を認めない場合，全身性強皮症(systemic sclerosis：SSc)の早期診断が重要である．2013 ACR/EULAR 分類基準に基づき[1]，手指の浮腫，後爪郭部毛細血管異常，指尖陥凹性瘢痕，毛細血管拡張や強皮症特異的自己抗体の有無を評価する．診断がつかない場合も定期フォローで進行を観察し，早期治療介入のタイミングを見極めることが重要である．

2. 両前腕の皮膚硬化を認め全身性強皮症が疑われるが，指の皮膚硬化を認めないとき，どうする?

対処法：好酸球性筋膜炎との鑑別が重要である．全身性強皮症では指から必ず皮膚硬化が出現するが，指には筋膜が存在しないため好酸球性筋膜炎では指の皮膚硬化を認めないことが鑑別ポイントとなる．さらに全身性強皮症ではレイノー現象，爪上皮出血点，後爪郭部毛細血管異常，抗トポイソメラーゼⅠ抗体や抗セントロメア抗体陽性，内臓合併症がみられるが，好酸球性筋膜炎ではこれらを認めないことも鑑別点となる．迷う場合は皮膚生検を行い，確定診断を行う．

---

* Takashi MATSUSHITA，〒920-8641 金沢市宝町 13-1　金沢大学医学部皮膚科学教室，教授

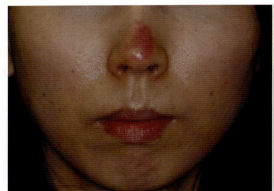
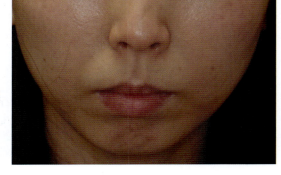

図 1．ヒドロキシクロロキンの DLE に対する効果
　a：治療開始前
　b：ヒドロキシクロロキン開始 6 週後
　c：ヒドロキシクロロキン開始 1 年後

治療に困ったときの対処

1．皮膚エリテマトーデスがステロイド外用に治療抵抗性であったとき，どうする？

対処法：皮膚エリテマトーデス（cutaneous lupus erythematosus：CLE）はステロイド外用に治療抵抗性であることが多い．これまで治療法が限られていたが，2015 年にヒドロキシクロロキンが CLE，SLE に保険適用となり，ヒドロキシクロロキンが広範囲に使用されるようになり CLE 治療が大幅に進歩した．図 1 に示すようにステロイド外用薬で治療抵抗性の皮疹に対しヒドロキシクロロキンを開始したところ瘢痕を残さず皮疹が消退した．しかしながら，ヒドロキシクロロキンやグルココルチコイドを使用しても改善しない CLE も存在する．特に難治なのが円板状エリテマトーデス（discoid lupus erythematosus：DLE）や深在性 LE である．その場合は，アニフロルマブが有効である．アニフロルマブは抗 I 型 IFN 受容体抗体（商品名：サフネロー®）で，SLE の病態において重要な役割を有する IFNα の働きを阻害する薬剤である．第三相試験（TULIP-2 trial）において，SLE の症状の改善が達成された割合がプラセボ群 31.5％ に対して，アニフロルマブ群 47.8％ と有意に高いことが示され[2]，2021 年 9 月に既存治療で効果不十分な SLE に保険適用となった．アニフロルマブは皮疹に対して高い有効性を示すため[3]，SLE に伴う CLE においてグルココルチコイドやヒドロキシクロロキンを使用しているが CLE が改善しない場合に使用が推奨される．図 2 に示すようにアニフロルマブにより皮疹の著明な改善を認める．SLE を認めない原発性 CLE に対しては，未だ保険適用ではない（臨床治験が進行中）．

2．皮膚筋炎で皮疹が良くならない場合は，どうする？

対処法：皮膚筋炎では筋炎や間質性肺疾患に対してグルココルチコイドなどの免疫抑制剤による

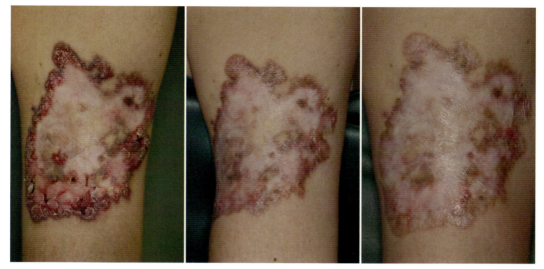

a｜b｜c　　図 2．アニフロルマブの DLE に対する効果
　　　　　　a：治療開始前
　　　　　　b：アニフロルマブ開始 5 か月後
　　　　　　c：アニフロルマブ開始 22 か月後

治療が行われるので，これらの治療でほとんどの皮疹は消退する．しがしながらグルココルチコイド減量に伴い皮疹が再燃することがあり，そのような場合はステロイド外用やタクロリムス軟膏・デルゴシチニブ軟膏外用（保険適用外）による局所治療を行う．また，筋炎や間質性肺疾患を認めない皮膚症状のみの症例に対しては，まずステロイド外用による局所治療を行う．しかしながら著しい皮膚症状が存在する場合には，ヒドロキシクロロキンやメトトレキサート，シクロスポリン，あるいはタクロリムスによる全身的な治療を考慮する（いずれも保険適用外）．注意点として，抗 SAE 抗体陽性群では，ほかの抗体群に比べてヒドロキシクロロキンに関係した薬疹の発生率が高頻度（50％）であることが報告されている[4]．

3．皮膚硬化の治療，どうする？

対処法：全身性強皮症で皮膚硬化が短期間で広範囲に進展する場合や手指の皮膚硬化により日常生活動作に支障をきたすことが予想される場合，皮膚硬化に対する治療が必要である．治療薬としてはリツキシマブやメトトレキサート（保険適用外），ミコフェノール酸モフェチル（保険適用外），トシリズマブ（保険適用外）の使用を検討する．2023 年に改訂された SSc 治療に関する EULAR recommendations が参考になる．各臓器別の治療薬について Grade 別に詳細に記載されている（図 3）[5]．

4．全身性強皮症による手指屈曲拘縮の治療，どうする？

対処法：手指の関節が拘縮を起こし，指が曲がったまま伸びなくなる症状である（図 4）．手指をまっすぐに伸展し合掌させたときに，両手指が完全に密着できない状態（bowed finger）が，ごく初期の屈曲拘縮の判定に有用である[6]．進行するとほとんどの手指が使えない状態となり，QOL が著しく低下する．近位皮膚硬化の強い症例では，手指だけでなく，大関節の可動性も低下し，歩行困難となる症例もある．皮膚硬化に対する免疫抑制剤による治療により，ある程度改善することが多いが，リハビリテーションも併用することが重要である．金沢大学で行っている全身性強皮症リハビリテーションプログラム（https://www.sclerodermajapan.net/pamphret/pdf/rehabilitation2.pdf）を参照されたい．

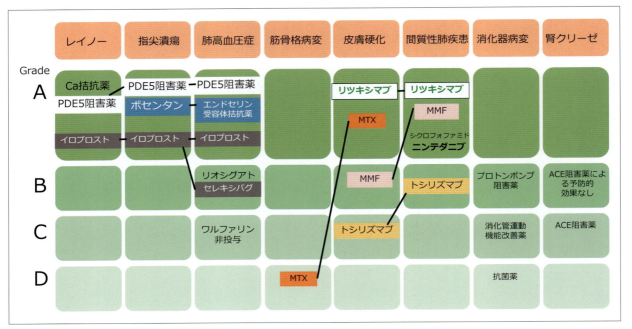

図 3. SSc 治療に関する 2023 update of EULAR recommendations
(文献 5 より引用,改変)

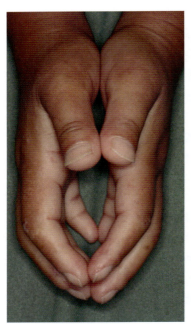

図 4. 手指屈曲拘縮
手指の屈曲拘縮を認め,両手指が完全に密着できない.

5. 全身性強皮症によるレイノー現象の治療,どうする?

対処法:レイノー現象は寒冷刺激や精神的な緊張により誘発される発作性の四肢末端の虚血性変化である(**図5**).典型的には蒼白(虚血)→紫(チアノーゼ)→赤(血流の増加)と三相性に変化するが,白→紫などの二相性のこともある.血管の攣縮によるものと考えられ,痛みやしびれ感を伴うことが多い.SSc の約 90% にみられ,初発症状の約半数を占める重要な症状であり 2013 ACR/EULAR の分類基準にも含まれる 1 項目である[1].レイノーの治療としては,ビタミン E 製剤,プロスタグランジン製剤,カルシウム拮抗薬などが末梢血管拡張作用の目的で使用される.また手指の疼痛を伴う場合は,プロスタグランジン製剤の静注が有効なことがある.日常生活では禁煙の指導ならびに寒冷刺激の回避などの指導が重要である.それでもまだレイノーが頻発する場合はカイロの併用が有効である.手首や肘に使い捨てカイロを巻くことにより症状が改善する.

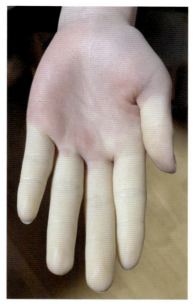

図 5. レイノー現象
手指の蒼白変化を認める.

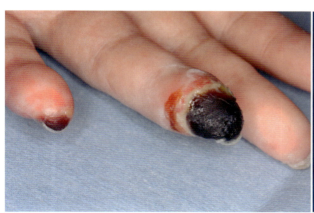
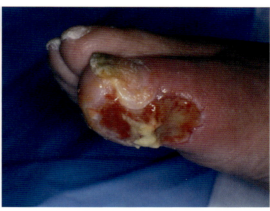

a｜b

図 6. 皮膚潰瘍・壊疽
a：指尖に黒色壊死を認める.
b：足趾に潰瘍を認める.

6. 全身性強皮症による皮膚潰瘍・壊疽の治療, どうする？

対処法：SSc では指尖部に難治性の皮膚潰瘍・壊疽が出現する(図6). 2013 ACR/EULAR の分類基準にも含まれる1項目である[1]. 動脈の閉塞性変化が主な原因であり, 激しい疼痛を伴う. また, 皮膚の弾力性の低下, 感染の合併などから難治や再発性のことが多い. エンドセリン受容体拮抗薬であるボセンタンが指尖潰瘍の発症予防に保険適用となっているが, 既存の潰瘍に対しても有効である(保険適用外). それでも改善がみられない場合は PDE5 阻害薬の併用が有効である(保険適用外). 2023 update of EULAR recommendations でも Grade A で推奨されている(図3)[5].

文 献

1) van den Hoogen F, et al : 2013 classification criteria for systemic sclerosis : an American College of Rheumatology/European League against Rheumatism collaborative initiative. *Arthritis Rheum*, **65**(11) : 2737-2747, 2013.

2) Morand EF, et al : Trial of Anifrolumab in Active Systemic Lupus Erythematosus. *N Engl J Med*, **382**(3) : 211-221, 2020.

3) Fushida N, Horii M, Oishi K, Matsushita T : Anifrolumab for systemic lupus erythematosus : A clinical study of Japanese patients in Kanazawa University Hospital. *J Dermatol*, **51**(4) : 607-611, 2024.

4) Wolstencroft PW, et al : Association Between Autoantibody Phenotype and Cutaneous Adverse Reactions to Hydroxychloroquine in Dermatomyositis. *JAMA Dermatol*, **154**(10) : 1199-1203, 2018.

5) Del Galdo F, et al : EULAR recommendations for the treatment of systemic sclerosis : 2023 update. *An Rheum Dis*, 2024.

6) Palmer DG, et al : Bowed fingers. A helpful sign in the early diagnosis of systemic sclerosis. *J Rheumatol*, **8**(2) : 266-272, 1981.

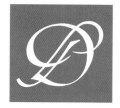

◆特集／皮膚診療どうする!?こうする!?―困ったときの次の一手―
血管炎診療
―困ったときにどうする？―

増澤真実子*

Key words：白血球破砕性血管炎（leukocytoclastic vasculitis），IgA血管炎（IgA vasculitis），皮膚型結節性多発動脈炎（cutaneous polyarteritis nodosa），リンパ球性血栓性動脈炎（lymphocytic thrombophilic arteritis），分枝状皮斑（Livedo racemosa）

Abstract 皮膚血管炎では皮膚生検による病理診断が必須である．血管炎の基本所見としては血管周囲のフィブリン析出と核塵を伴う好中球浸潤，赤血球の血管外漏出が典型的な白血球破砕性血管炎（leukocytoclastic vasculitis）の病理組織像である．皮膚小動脈炎ではさらに血管内腔のフィブリノイド壊死や内弾性板の破壊を認める．IgA血管炎の診断は臨床，病理所見から比較的容易であるが，小児では腹部症状の合併が多く注意を要する．また成人例では腎症状の頻度が高いため診断後6か月程度は尿検査のフォローアップが必要と考えられる．皮膚型結節性多発動脈炎（CPAN）は生検時期により病理組織像が変化するため，生検部位は新規病変で浸潤が強いものを十分な深さで組織採取する．軽症のCPANと考えられている疾患群については臨床所見に乏しく，病理組織像でもリンパ球主体であることからlymphocytic thrombophilic arteritisという新しい概念も提唱されている．

はじめに

皮膚血管炎の診療は難しく，困ることが多い．この疾患群が難解な理由を挙げると，

① 皮膚の血管炎は真皮から脂肪組織の毛細血管〜細血管〜小血管に生じる．臨床所見は主に下肢に好発する紫斑，血疱，リベド（皮斑），皮下結節，壊死，潰瘍という一見単純な疾患群であるように見え，しかしその原因はChapel-Hill分類2012[1]で示されるように，非常に多彩であり臨床所見だけで診断を絞り込むことが難しい．

② 病理組織所見は生検する部位や時期によって異なることが多く，適切な生検部位の選定が難しく確定診断に至らないことがある．

③ エビデンスの高い治療方法が少ないため治療の選択に悩むことが多いように思う．また，我々がよく遭遇するIgA血管炎では，慣習的に実施されている治療方法が多いが効果が検証されていない．

④ 血管は全身に分布しており，血管炎病変がたとえ皮膚に限局していたとしても，経過中に他臓器に思わぬ症状が出現することがある．

本稿では，まず皮膚血管炎の診断に必須な病理所見について呈示する．また各論では頻度の高いIgA血管炎と，稀であるが疾患の解釈が難しい皮膚型結節性多発動脈炎（皮膚動脈炎）の診療における疑問点について，症例集積報告や私見を交えて概説する．

血管炎診断の基本ポイント

血管炎を疑う臨床所見は，下肢に好発する紫斑，血疱，壊死，潰瘍であるが，特異的な所見ではなく，血行障害でも同様の臨床症状を呈する．臨床的に浸潤を触れる紫斑は，病理組織学的に炎症細胞浸潤が生じていることを反映しており，血

---

* Mamiko MASUZAWA, 〒252-0374 相模原市南区北里1-15-1 北里大学医学部皮膚科学教室，講師

表 1. Livedo 症状の鑑別

	Livedo racemosa	livedo reticularis
臨床症状	不規則樹枝状 持続性 暗紫色	閉鎖性の網状 持続性
組織変化	小動脈の器質的変化 (栓塞, 内膜下のフィブリノイド)	小静脈の拡張, うっ血または閉塞

(西山茂夫：皮膚病診療, 9(12)：1104-1108, 1987. をもとに筆者作成)

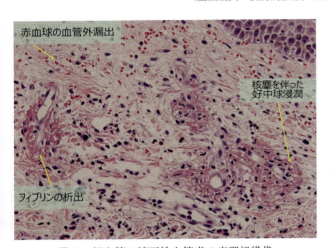

図 1. 細血管の壊死性血管炎の病理組織像

管炎の可能性を考える．血管炎に特徴的な臨床所見である分枝状皮斑（Livedo racemosa）は小動脈の血管炎を示唆しており，不規則な樹枝状を呈し皮疹部の皮下に索状の硬結を触れる．一方，網状皮斑（Livedo reticularis）は閉塞性の網状を呈し浸潤をほとんど触れない．小静脈性の循環障害でみられることが多い（表 1）．

病理組織では，真皮の毛細血管から細血管の血管炎は，① 血管周囲の核塵を伴う好中球浸潤，② 赤血球の血管外漏出，③ 血管周囲のフィブリン析出が典型的な白血球破砕性血管炎（leukocytoclastic vasculitis）の所見である（図 1）．好酸球性多発血管炎性肉芽腫症ではこれに好酸球，組織球浸潤が目立つ．真皮皮下境界部の小動脈に生じる血管炎では上記 ①，② の所見に加えて ④ 血管内腔にリング状のフィブリノイド変性，⑤ Elastica Van Gieson 染色（E.V.G. 染色）で内弾性板の破壊を認める（図 2-a, b）．しばしば小血管では動脈性か静脈性かの判断が HE 染色では難しく，特に筋性静脈は壁が厚いため血栓性静脈炎を小動脈炎と間違えてしまうことがある（図 2-c, d）．簡単な鑑別ポイントとして，E.V.G 染色で小動脈の内弾性板は波状で明瞭であり，中膜に弾性線維はない．筋性静脈の内弾性板は明らかでなく血管壁の中膜に弾性線維が同心円状に（玉ねぎのように）平滑筋束内に介在してみられることである（図 3）．

各種検査も血管炎診断には欠かせない．臨床所見と皮膚生検のみで診断がつくのは IgA 血管炎だけである．その他の皮膚血管炎の診断には，血液検査で CRP，ESR，WBC などから炎症所見の

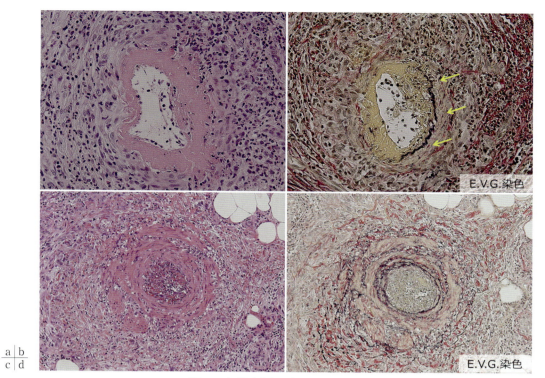

図 2. 小動脈炎と血栓性静脈炎の比較
a：皮膚小動脈炎の病理組織像．血管内腔から動脈壁内にフィブリノイド変性，周囲に好中球浸潤
b：皮膚小動脈炎（E.V.G 染色）．内弾性板（矢印）が左半周消失
c：血栓性静脈炎の病理組織像．血管内腔に好中球を混じる血栓像
d：血栓性静脈炎（E.V.G 染色）．血管壁に同心円状の弾性線維を認める．

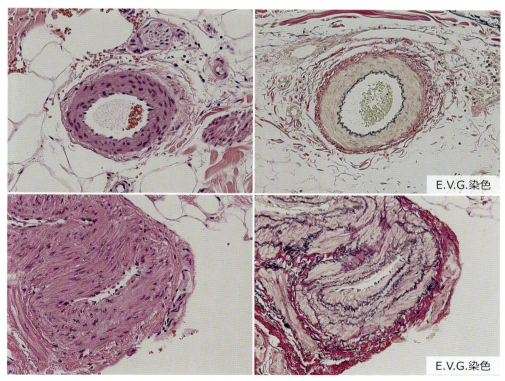

図 3. 正常の皮膚小動静脈の組織像
a：小動脈　　　b：小動脈（E.V.G 染色）．内弾性板は波状で明瞭，中膜に弾性線維はない．
c：筋性静脈．血管壁は厚い．
d：筋性静脈（E.V.G 染色）．内膜の弾性板は不明瞭で中膜の数層の平滑筋束と弾性線維により構成

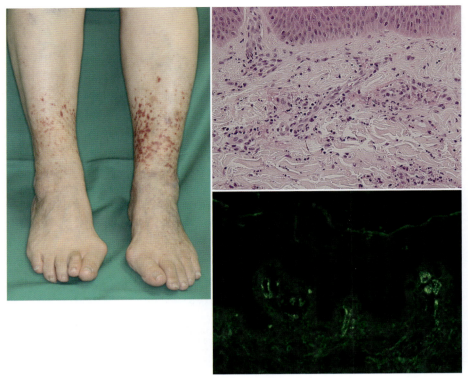

図 4. IgA 血管炎
a：臨床所見
b：病理組織所見
c：直接蛍光抗体法で IgA が真皮血管壁に陽性

有無や，ANCA などの自己抗体，クリオグロブリン，補体などを確認することで原発性皮膚血管炎か，全身性疾患の一部症状か，または感染症や薬剤などによる続発性血管炎かを丁寧に鑑別していく．皮膚外症状の有無については，尿検査や血管エコー，CT-angiography，頭部 MRI・MRA を適宜実施する．血管は全身に分布している．皮膚で血管炎をみたときには，常に他臓器にも血管炎が生じる可能性を考えておく．

IgA 血管炎について

IgA 血管炎（IgA vasculitis：IgAV）の臨床所見は，下肢に多発する小型の浸潤を触れる紫斑（palpable purpura）であり（図 4-a），病理組織学的には真皮上層の血管周囲に核塵を伴う好中球浸潤と赤血球の血管外漏出，フィブリンの析出を認め，直接蛍光抗体法で IgA が血管壁に顆粒状に陽性となる（図 4-b，c）．一般に予後良好な疾患で，self-limited な疾患であるといえる．IgAV の一般的な経過は下肢負荷増加によって紫斑の再燃を繰り返すが，次第に再燃する紫斑の数が減少し範囲も限局性になり，1 か月前後で自然消退する．合併症として頻度が高いのは，紫斑と同時期に出現することが多い関節症状，消化器症状，また数日から数週間後に出現する腎症状がある．

1．小児 IgAV で皮膚生検ができない場合

成人の場合，皮膚生検と直接蛍光抗体法により確定診断とするが，小児の IgAV は 4～6 歳にピークがあり，男児にやや多く（1：1.5）[2]，年齢的に皮膚生検が困難なことがある．小児では皮膚小血管炎の 90％ 以上が IgAV で，その他の疾患の可能性が低いためか，2010 年の欧州リウマチ学会・欧州小児リウマチ学会（EULAR-PReS）の分類基準[3] では palpable purpura に腹痛，関節炎/関節

表 2. 小児 IgA の分類定義

基 準	用語集	感度(%)	特異度(%)
紫斑（必須基準）	紫斑（一般的に触知可能でまとまって現れる）または点状出血，下肢優位である*．血小板減少症と無関係である．	89	86
1. 腹痛	急性発症の腹部疝痛を病歴および身体検査によって評価．腸重積や胃腸出血を含む可能性	61	64
2. 組織病理	主に IgA 沈着を伴う白血球破砕性血管炎，または主に IgA 沈着を伴う増殖性糸球体腎炎	93	89
3. 関節炎または関節痛	急性発症の関節腫脹や可動域制限を伴う関節痛．関節腫脹や制限のない急性発症の関節痛	78	42
4. 腎障害	朝のスポット尿で尿アルブミン/クレアチニン比が>0.3 g/24h，または尿沈渣中に赤血球>5個/高倍率視野．または尿沈渣で赤血球円柱，または尿試験紙で2+以上	33	70
HSP 分類定義 EULAR/PRINTO/PRES (Ankara2008)	紫斑または点状出血（必須基準，下肢優位）と以下4つの基準のうち少なくとも1つ：腹痛，組織病理，関節炎または関節痛，腎障害	100	87

*紫斑が非典型な分布を示す場合は，生検で IgA 沈着を証明する必要がある．
HSP：IgA 血管炎（旧称：シェーンライン・ヘノッホ紫斑病）
EULAR：欧州リウマチ学会，PRINTO：小児リウマチ研究国際組織，PRES：小児リウマチ国際会議

（文献 3 より引用，一部改変）

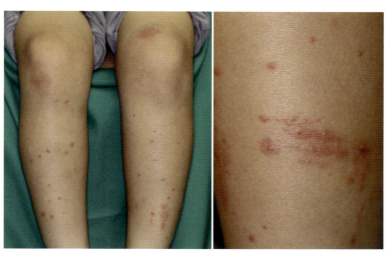

a | b

図 5. 小児 IgA 血管炎症例
a：虫刺様の紫斑が混じる丘疹性紅斑が散在
b：Köebner 現象を認める．

痛，腎病変（血尿 and/or 蛋白尿）のいずれかが存在すれば皮膚生検は必須ではない（表2）．ただし，診断基準ではなく分類基準であることを明記しておく．

また，小児では感染症状が先行することが多く，感染症が増加する秋冬に発症例が増加する傾向にあるため，発症時期や先行感冒症状の有無など問診の情報も診断の手がかりとなる．臨床所見では Köebner 現象がみられることが特徴であり，自験例で痒みを伴う虫刺様の丘疹性紅斑が散在していた患児では Köebner 現象が診断の役に立った（図5）．

2．小児 IgAV で合併症を伴う場合

小児 IgAV では関節症状や腹部症状の合併症が多く，いずれも 50～80％ と報告されている[4]．当院に受診した過去5年の小児 IgAV 17例のまとめ（表3）では，大学病院受診例という選択バイアスはあるが，17例中14例で初診時に合併症を認め

表 3. 小児 IgA 血管炎 17 例のまとめ
（北里大学病院 2020〜2024 年）

・年齢　（中央値，[IQR]）	7歳 [6〜10]
・先行感冒症状あり	9例　（53%）
・D-dimer*（中央値，[IQR]）	11.14μg/mL [4.95〜14.12]
・皮膚外症状なし	3例
・関節症状	8例 (47%)
・腹部症状	11例 (65%)
腹痛	6例
嘔吐	3例
下痢	2例
・腎症状	11例 (65%)
尿潜血陽性	10例
尿蛋白陽性	6例
腎炎	3例 (18%)
・入院	9例 (全例腹部症状あり)
・PSL 内服治療	7例 (1〜2 mg/kgBW)
・紫斑消退までの期間（中央値，[IQR]）	4週間 [4〜6]

*検査実施 8 例

た．特に腹部症状を伴っていた症例では，2〜3 日以内に症状が悪化し予約外受診で緊急入院となった症例も含めて 9 例が入院しており，7 例でステロイド内服治療を実施していた．検査所見では，D-dimer を測定した 8 例ではいずれも上昇がみられ，そのうち 7 例が入院した．D-dimer は IgAV で上昇することが多く，血疱，潰瘍や壊死を伴う重度の皮膚症状や腹部症状の重症度との相関が報告されている[5)6)]．また，血液凝固因子XIII活性の低下は関節症状と腹部症状に相関するが紫斑の範囲，腎症状とは相関しない[7)]．

　まとめると，小児 IgAV では成人例と比較し腎炎の合併率が低く予後良好とされているが，① 血疱，潰瘍や壊死を伴う重度の皮膚症状，② 関節痛，腹痛などの合併症状，③ D-dimer 上昇や血液凝固因子XIII活性の低下を認める場合には，急性期に腹部症状が悪化し絶食・補液などの経過観察を要する可能性が高い．また稀に腸重積，腸管穿孔の合併も起こり得ることを考えると，短期的なフォローアップまたは早期の入院治療も検討し，すみやかに小児科へのコンサルトを行うのがよいと考える．また，重度の皮膚症状は腎炎の頻度も高いため[5)]，尿検査を定期的に行う．

3．小児 IgAV で安静が必要か？

　安静が必要かどうかについては家族から必ず聞かれる質問である．成書には安静および運動制限の記載があり伝統的な対症療法として実施されているが，明確なエビデンスはない．よって小児 IgAV ガイドラインでは皮膚症状に対する安静・運動制限は"推奨グレードなし"と結論している[4)]．発症初期の紫斑が多発・増数している時期には，合併症状なども有していることが多いため基本的には安静にするほうがよいと思われるが，初発から 1〜2 週間以降に経験される下肢負荷により生じる紫斑の再燃に対しては，実際に小児例では疼痛がない状態で安静指示に従うのは難しい．一般的に IgAV は self-limited な疾患であり，筆者はこの時期に再燃する紫斑は，炎症後の脆弱化した毛細血管から赤血球の血管外漏出が静脈圧の上昇によりきたしていると考え，関節症状の悪化などがなければ紫斑が多少出たとしても過度な安静は不要と判断している．ガイドラインでも過度な安静や運動制限はストレスや筋力低下の一因にもなり得るため，病状や治療効果を踏まえて必要最低限にとどめると記載されている[4)]．しかし，1 か月以上紫斑が続く場合には腎炎合併のリスクがあるため[8)]注意が必要である．

4．紫斑の再燃を繰り返す場合

　IgAV の病態は，IgA が関与する免疫複合体が補体第 2 経路を活性化させることで生じる．発症後 2〜4 週で紫斑再燃を繰り返しつつも徐々に減数し消退するが，持続して繰り返し出現する場合

は薬剤や病巣感染などの誘因の存在がないかを確認する．薬剤性 IgAV の原因としては，主にインフルエンザとはしかに対するワクチン（n＝31），抗生物質（n＝13），TNF-α 遮断薬（n＝10），または心血管薬（n＝10）との報告がある（**表4**）[9]．また閉経後乳癌に対するアロマターゼ阻害薬であるアナストロゾールによる報告[10)11]，最近では COVID-19 に対するワクチンによる報告[12]がある．

病巣感染については，繰り返す下肢の紫斑[13]や紫斑性腎炎[14)15]症例に慢性扁桃炎を認め，ステロイド内服治療と扁桃摘出によって症状が改善した報告がある．また，小児の紫斑性腎炎では，ステロイドパルス療法に扁桃摘出を併用した群のほうがパルス単独群より再発割合が低く，腎炎の再発予防に扁桃摘出術が有効である可能性が報告されている[16]．

歯性感染症の関与については，14/29 例に根尖病巣を認め，7 例で抜歯後に紫斑が治癒し，5 例で抜歯後に一時的に紫斑が再燃した報告があり[17]，IgAV の病態との関連性が示唆されている．ほかには腹部症状を伴い長期に遷延した紫斑の症例でピロリ菌除菌後に紫斑が消失した報告がある[18]．

排除すべき誘因がなく，紫斑が持続する場合の治療手段として，レクチゾールは IgAV に対しては保険適用がないが遷延する紫斑に対して有効性が高い[19]．システマティックレビュー[20]でも紫斑の改善（57.7％），腹痛の消失（11.5％），関節痛の消失（26.9％）の結果が示されているが，いずれも腎炎についての記載はない．副作用については頭痛，悪心，肝機能障害やメトヘモグロビン血症，溶血性貧血などが用量依存性に出現するので高齢者では特に用量および投与期間に注意し，定期的な血液検査を実施する．小児例で使用する場合も 0.5～1 mg/kg/日とできるだけ少量から開始するほうが安全である[4]．アドナ®，トランサミン®については慣習的，対症療法的に投与されることが多いが，効果を検討した報告はない．

5．尿所見で異常を認める場合

尿所見の異常は，皮膚症状出現からやや遅れて数日～4 週間以内に認めることが多い．小児 IgAV では多くは顕微鏡的血尿や蛋白尿が出現し，腎機能障害やネフローゼ症候群への移行は少ない．一方で，成人の紫斑性腎炎に至った例では 11％が末期腎不全，13％が重度の腎不全（CrCl＜30 mL/min）を示し，14％が中等度の腎不全（CrCl＜50 mL/min）を示したと報告されており[21]，小児より腎障害の合併が多く重症例も多いとされている．血管炎症候群の診療ガイドライン（2017 年改訂版）における，腎炎を合併した場合の治療方針は下記の通りである．

① 血尿のみか，血尿に軽度蛋白尿（尿蛋白量 0.5 g/1.73 m²/日未満または早朝尿の蛋白/クレアチニン（Cr）比 0.5 未満）を伴う場合：腎生検は

表 4．薬剤性 IgA 血管炎の報告薬剤

ワクチン	確実/疑い
麻疹・ムンプス・風疹，生ワクチン	8(6/2)
B 型肝炎，精製抗原ワクチン	6(5/1)
インフルエンザ，不活化 or 表面抗原ワクチン	6(3/3)
インフルエンザ A(H1N1)pdm09 ワクチン	5(2/3)
ジフテリア・百日咳・ポリオ・破傷風ワクチン	5(5/0)
A 型肝炎	3(2/1)
ジフテリア・ポリオ・破傷風ワクチン	3(2/1)
髄膜炎菌ワクチン	2(1/1)
抗生剤	
アモキシシリン	4(4/0)
アモキシシリン/β ラクタマーゼ阻害薬	2(2/0)
セフトリアキソン	3(2/1)
クラリスロマイシン	2(2/0)
シプロフロキサシン	2(0/2)
ノルフロキサシン	2(0/2)
スルファメトキサゾール/トリメトプリム	3(2/1)
ドキシサイクリン	2(1/1)
プリスチナマイシン	2(0/2)
TNF-α 阻害薬	
アダリムマブ	9(6/3)
インフリキシマブ	5(4/1)
その他	
フロセミド	2(0/2)
パラセタモール（アセトアミノフェン）	7(2/5)
ケトプロフェン	3(1/2)
ニフルミン酸（COX-2 阻害薬）	2(1/1)
アロプリノール	3(2/1)
ハチ毒素蛋白	2(2/0)

（文献 9 より引用，一部改変）

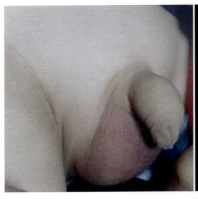
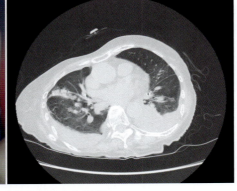

図 6. IgA 血管炎の稀な合併症
a：陰囊の紫斑．自験例．下肢紫斑出現から 5 日後に陰囊の疼痛と紫斑が出現．
　数日で自然消退
b：喀血を伴った症例の肺 CT．左胸水と肺野に多発する浸潤影

行わず抗血小板薬の投与を考慮する．

② 血尿と中等度蛋白尿（尿蛋白量 0.5～1.0 g/1.73 m²/日または早朝尿の蛋白/Cr 比 0.5～1.0）を認める場合：蛋白尿が 6 か月以上続く場合には腎生検を行って治療方針を決める．

③ ネフローゼ症候群，高血圧，腎機能低下を認める症例や持続的蛋白尿（① 高度蛋白尿（1.0 g/1.73 m²/日以上，または早朝尿の蛋白/Cr 比＞1.0）が 3 か月以上，② 中等度蛋白尿（前述）が 6 か月以上，③ 軽度蛋白尿（前述）が 12 か月以上）を認める場合：腎生検を施行し，組織学的重症度に応じて治療方針を決める．

小児例では紫斑性腎炎は約 30％ と比較的少ないが，小児 IgA 血管炎診療ガイドラインによれば血尿単独陽性では原則的に腎生検の適応にはならないが，それ以外では腎生検を考慮する．

ところで，実臨床で IgAV 診断時に軽微な尿検査異常をみた場合，もしくは異常所見がなかった場合にはいつまで定期的な尿検査を実施するべきなのか．小児の IgAV 138 例の報告では，診断から 7 日後の尿の異常所見（早朝尿で赤血球≧5/HPF and/or 尿蛋≧30 mg/dL）をきたした 35 例中 24 例（69％）は 6 か月後も異常所見を認めた．一方，7 日後に尿所見が正常であった 103 例では 6 か月後の尿所見で異常を認めたのは 6 例（6％）であり，有意差がみられた[22]．また，紫斑性腎炎の多くが IgAV 発症 4～6 週までに尿所見異常を呈し，小児例では 4 週までに 85％，6 週までに 91％，6 か月までに 97％ が発症した[23]と報告されている．以上の結果より小児では診断後 1～2 週で尿検査異常症例は注意経過観察とし，まだ病初期に異常所見がみられなくても発症後 6 か月は尿検査のフォローアップが必要といえる．

6．稀だが注意を要する合併症

IgAV では，関節症状，消化器症状，腎症状が頻度の高い合併症という認識は高いが，稀に下記のような合併症状も呈することがある．

a）陰囊の腫脹，疼痛，紫斑（図 6-a）

7 歳以下の男児に紫斑出現から 1～2 週で認めることが多く，急性陰囊症を合併することがある．精巣捻転との鑑別を要し，試験切開に至った症例報告もあるため[24]，できるだけ早期に泌尿器科にコンサルトをする．精巣捻転がなければ通常は安静，またはステロイド内服が有効である．

b）頭痛，意識障害，けいれん

本邦では比較的若年（8～27 歳）の IgAV 患者に頭痛，下肢脱力，痙攣，ミオクローヌス発作を認めた報告があり，うち 2 例では MRI で可逆性白質脳症を認めた．紫斑に先行して出現する症例もある．いずれも腹部症状や腎症状，関節症状の合併があった[25]~[28]．

c）呼吸苦，喀血

肺に血管炎症状が出現すると，肺胞出血をきた

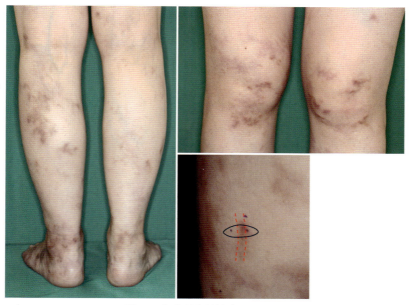

図 7. 皮膚型結節性多発動脈炎

し低酸素血症,喀血の症状がみられることがある.極めて稀な合併症であり成人の0.8～5％に発症する.肺胞出血は一般的には紫斑出現の初期段階で発生するが,一部の症例では皮疹の減少,消退後にも発症することがあるため[29],IgAVの既往のある患者で上記症状を認めた場合は,IgAVとの関連性も考慮することが重要である.予後は不良であることが多いがステロイドパルス療法で救命できた報告もあり[30],早期に治療介入を検討する.

＜自施設の症例呈示＞

90代,女性.3年にわたり下肢にIgAVの紫斑を繰り返していた.腎炎の合併あり.うっ滞性皮膚炎からの二次感染を契機に下肢に紫斑が再燃した際に,発熱,呼吸苦,喀血を訴えて受診した.Hb 8.7 mg/dL,D-dimer 6.03 μg/mL,CRP 11 mg/dL.既往に結核があり,CT画像では結核または非結核性抗酸菌症が疑われたが(図6-b),喀痰の抗酸菌塗抹は陰性(最終的には培養で*M. Avium complex*が陽性)であり,第3病日よりステロイドパルス療法を施行したが呼吸状態が悪化し第4病日に死亡した.抗酸菌感染症でも稀に喀血を伴って急性増悪することもあるため,本症例の肺症状については感染によるものなのか,IgAVの合併症であるかは病理解剖未実施のため不明である.この症例から,腎炎を伴う紫斑の再燃を繰り返す症例は要注意とすべきであり,また蜂窩織炎などの二次感染を契機に,稀だが致命的な合併症が突然出現し得ることを再認識させられた.

皮膚型結節性多発動脈炎 cutaneous polyarteritis nodosa：CPAN(皮膚動脈炎 cutaneous arteritis：CA)

CPANは下肢を中心に暗紫色の樹枝状皮斑を認め,皮疹部では皮下に浸潤をふれ圧痛があるのが特徴である(図7).病理組織像では皮膚小動脈に限局してみられる壊死性血管炎であり,ANCAなど自己抗体は陰性,直接蛍光抗体法も陰性で原因不明である.30～40歳の女性に多く[31)32)],全身型の結節性多発動脈炎(polyarteritis nodosa：PN)は50歳代以降の男性に多い.50年以上前からCPANはPNの皮膚限局型とするのか,または別疾患と考えるのか,CPANからPNへ移行する症例があるかないか議論の多い疾患である.また標準治療も定まっていないこともあり,皮膚血管炎のなかで最も診療が困難と感じることが多いのではないだろうか.疾患名も2007年のChapel Hill分類でCPANであったのが2012年に皮膚動脈炎(cutaneous arteritis：CA)と改名されたため,CPANの"結節性に多発する"臨床的病理的特徴

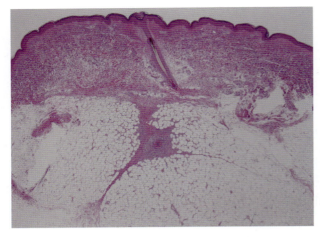

図 8.
CPAN 病理組織所見（弱拡大）
中央部に小動脈の冠状断

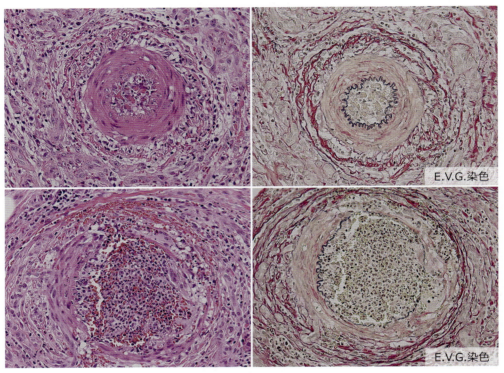

図 9. CPAN 病理組織所見（強拡大）
a：図 8 の小動脈の強拡大像．周囲および内腔に炎症細胞浸潤は認めるが，内弾性板は破壊されていない（b）．
c：Step section で血管壁に好中球浸潤を認め，内弾性板が破壊されている（d）．

が疾患名から消えてよりわかりにくくなったと思う．本稿では理解しやすい CPAN で記載する．

1．CPAN の皮膚生検，どうする？

CPAN の病変部は真皮皮下境界部の小動脈に限局している．パンチ生検では深さが不十分なことが多く，正確に病変を捉えることが難しい．CPAN の病変の多くは分枝状皮斑または皮下結節を呈しており，皮疹部を慎重に触診すると皮下に小動脈炎を索状硬結として触れることができる．患者を立位にさせると分枝状皮斑はより目立って見える．皮膚生検のデザインは，皮膚割線の方向ではなくこの索状硬結を横断するように紡錘形に浅筋膜まで生検すると（図 7-c），小動脈の冠状断をみることができる（図 8）．小動脈の矢状

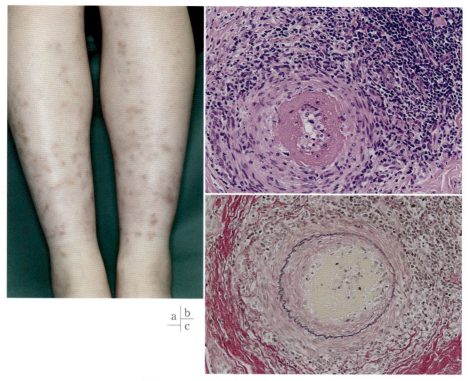

図 10. CPAN 軽症例ないしは LTA
血管壁内腔にフィブリン析出, 血管周囲に稠密なリンパ球浸潤(b). 内弾性板の破壊はない(c).

断では血管内膜のリング状のフィブリノイド壊死や内弾性板の破壊を正確に評価しにくい．また，"結節性"多発動脈炎の名の通り，血管炎が生じている部位は連続性ではなく結節性に認めるため，100～200 μm の step section で標本を10枚程度作成し，できれば HE 染色と E.V.G 染色のセットで標本をみると病変を捉えることができる(図 9).

2．疾患の定義に関する議論

CPAN にはほとんど治療を要さない群(軽症例)と，CRP 上昇を伴い，皮膚病変部周辺の関節症状，単神経症状を伴う群(重症例)に二分される．この2群の臨床・病理所見は類似しているため，これらを CPAN の軽症例，重症例として同一疾患と捉えるのか，別の疾患と考えるかで意見が分かれている．治療を要さない軽症例は臨床所見では主に Livedo racemosa を呈するが(図 10-a)，浸潤が軽度で圧痛など所見に乏しく，CRP 上昇などの全身的な炎症所見をほとんど認めない．病理組織所見で小動脈のフィブリン析出は認めるものの，内弾性板の破壊がなく，動脈壁に好中球の浸潤を認めず血管周囲にリンパ球の浸潤を多く認める(図 10-b, c). CPAN の典型像は先に述べたように，核塵を伴う好中球浸潤とそれによる内弾性板の破壊であり，この軽症群にはその所見はみられないので厳密には小動脈炎とは言えない．しかし，同一疾患主張派は，この病態は CPAN の慢性軽症例ないしは修復期であるため，内弾性板の破壊がなく，好中球からリンパ球浸潤が主体となるという考えである[33]．一方，別疾患と主張する派は臨床的および組織学的特徴が CPAN と明らかに異なることから lymphocytic thrombophilic arteritis：LTA(または Macular arteritis)として区別することを提唱している[34]．筆者は，以下の理由から軽症例は CPAN ではなく LTA と考えている．① 軽症例は Livedo 病変の浸潤や圧痛など明らかに臨床所見が軽微であり，関節症状や神経症状などの随伴症状がない，CRP など炎症反応の上昇がない．また10年以上無治療で悪化すること

表 5. LTA と CPAN の比較

所　見	LTA（n＝40）	CPAN（n＝230）
平均年齢（範囲）	39 歳（6〜73 歳）	41 歳（6〜81 歳）
性別比（女性：男性）	34：6（17.3：1）	161：69（2.33：1）
かゆみ	12.5%	0%
圧痛/痛み	10%	66%（62〜100%）
関節痛	0%	36%（9〜72%）
発熱	0%	21%（9〜30%）
神経障害	5%	42%（12〜68%）
小斑状病変（macule）	65%	0%
斑状病変（patches）	35%	0%
丘疹/局面	5%	35%（0〜68%）
紫斑	0%	34%（25〜45%）
結節	0%	75%（28〜100%）
潰瘍	5%	33%（14〜60%）
網状皮斑（リベド）	35%	59%（42〜88%）
壊疽	0%	4%（0〜15%）
下肢	97.5%	100%（97〜100%）
上肢	47.5%	24%（0〜45%）
内臓病変	0%	9%（9〜10%）

（文献 35 Table 4.をもとに筆者作成）

なく経過している症例を複数経験している．Vakili ら[35]によるシステマティックレビューによる両者の臨床所見の比較でも違いは明らかである（**表 5**）．② 発症して早期に皮膚生検をしてもリンパ球浸潤が主体であり，Step section で生検検体を詳細に観察しても好中球主体の変化はみられず，慢性軽症例または修復期を見ているとは考えられない．

　前述した通り皮膚血管炎の病理所見は採取する時期，部位で大きく異なるため，この議論を病理所見に主軸をおいている限り両者は平行線である．筆者はそれ以外にも経過と治療の必要性に目を向けるべきであると考えている．CPAN 軽症例ないし LTA は，治療介入が必要な状態にほぼ移行しない．しかし，本邦の CPAN 診断基準案[36]では病変部皮膚周囲であれば関節症状や神経症状を伴う症例や CRP が高値で壊疽が生じる症例も CPAN に含まれる．CPAN はプレドニゾロン（PSL）40〜60 mg/日までのステロイド内服治療な

ど積極的な治療介入が必要であり，さらにエンドキサンやメトトレキサート（MTX）などの免疫抑制剤の併用を要することも少なくない．自施設の CPAN 3 例は PSL 単独でコントロールできず，MTX などを併用したが CRP が低下せず，関節症状が改善しなかったため，抗 TNF-α 抗体（保険適用外）を投与し，ようやく PSL を漸減できた．PSL と免疫抑制剤でコントロールできなかった重症例ではほとんどの足趾が順々に壊疽となり，最後は PN へ移行し腸管壊死をきたして不幸な転帰を辿った．このように経過と治療の必要性に相当な差がある疾患を同一疾患と考えられるだろうか．CPAN は稀な疾患であるため，個々の見解は自身の臨床経験に依存するので，筆者の見解に対しては異論が生じることと思われる．しかしこの議論は，現在限られた皮膚血管炎の専門医のみで行われているので，本稿が CPAN の問題点について広く関心が深まるきっかけになれば幸いである．

参考文献

1) 川上民裕ほか：皮膚血管炎・血管障害診療ガイドライン 2023—IgA 血管炎，クリオグロブリン血症性血管炎，結節性多発動脈炎，リベド様血管症の治療の手引き 2023—. 日皮会誌, **133**：2079-2134, 2023.

2) Oni L, et al：Childhood IgA Vasculitis（Henoch Schonlein Purpura）-Advances and Knowledge Gaps. *Front Pediatr*, **7**：257, 2019.

3) Ozen S, et al：EULAR/PRINTO/PRES criteria for Henoch-Schönlein purpura, childhood polyarteritis nodosa, childhood Wegener granulomatosis and childhood Takayasu arteritis：Ankara 2008. Part Ⅱ：Final classification criteria. *Ann Rheum Dis*, **69**：798-806, 2010.

4) 日本小児腎臓病学会：小児 IgA 血管炎診療ガイドライン 2023. 診断と治療社, pp. xix, 119p, 2023.

5) Sestan M, et al：Clinical features, treatment and outcome of pediatric patients with severe cutaneous manifestations in IgA vasculitis：Multicenter international study. *Semin Arthritis Rheum*, **61**：152209, 2023.

6) Song Y, et al：Pathogenesis of IgA Vasculitis：An Up-To-Date Review. *Front Immunol*, **12**：771619, 2021.

7) Matayoshi T, et al：Clinical Significance of Blood Coagulation Factor ⅩⅢ Activity in Adult Henoch-Schönlein Purpura. *J Nippon Med Sch*, **80**：268-278, 2013.

8) Bogdanović R：Henoch-Schönlein purpura nephritis in children：risk factors, prevention and treatment. *Acta Paediatr*, **98**：1882-1889, 2009.

9) Rasmussen C, et al：Drug-induced IgA vasculitis in children and adults：Revisiting drug causality using a dual pharmacovigilance-based approach. *Autoimmun Rev*, **20**：102707, 2021.

10) 野崎由夏ほか：術後内分泌療法中に IgA 血管炎を合併した 82 歳乳癌の 1 例. 日臨外会誌, **81**：1266-1272, 2020.

11) 後田優香ほか：アナストロゾールによると思われる薬剤性 IgA 血管炎の 1 例. 皮膚臨床, **65**：1879-1882, 2023.

12) Ramdani Y, et al：IgA Vasculitis Following COVID-19 Vaccination：A French Multicenter Case Series Including 12 Patients. *J Rheumatol*, **50**：252-257, 2023.

13) 富村沙織ほか：扁桃摘出術が著効した難治性アナフィラクトイド紫斑の 1 例. 西日皮, **69**：244-247, 2007.

14) 岩本麻里ほか：紫斑病性腎炎に対して扁桃摘出ステロイドパルス療法を施行し治療効果を得た 1 例. 日腎会誌, **51**：484-489, 2009.

15) 丸本裕和ほか：口蓋扁桃摘出単独治療により臨床的寛解を得た IgA 血管炎の 1 例. 日腎会誌, **62**：92-100, 2020.

16) Umeda C, et al：Preventive Effect of Tonsillectomy on Recurrence of Henoch-Schönlein Purpura Nephritis after Intravenous Methylprednisolone Pulse Therapy. *Tohoku J Exp Med*, **250**：61-69, 2020.

17) Igawa K, et al：Possible association of Henoch-Schönlein purpura in adults with odontogenic focal infection. *Int J Dermatol*, **50**：277-279, 2011.

18) Hoshino C：Adult Onset Schonlein-Henoch Purpura Associated with Helicobacter pylori Infection. *Internal Medicine*, **48**：847-851, 2009.

19) 富山勝博ほか：【皮膚疾患の病態】高齢者のアナフィラクトイド紫斑病. 臨皮, **58**：54-58, 2004.

20) Lee KH, et al：Treatment of refractory IgA vasculitis with dapsone：a systematic review. *Clin Exp Pediatr*, **63**：158-163, 2020.

21) Pillebout E, et al：Henoch-Schönlein Purpura in adults：outcome and prognostic factors. *J Am Soc Nephrol*, **13**：1271-1278, 2002.

22) Kawashima N, et al：Abnormal urinalysis on day 7 in patients with IgA vasculitis（Henoch-Schoenlein purpura）. *Nagoya J Med Sci*, **78**：359-367, 2016.

23) Narchi H：Risk of long term renal impairment and duration of follow up recommended for Henoch-Schönlein purpura with normal or minimal urinary findings：a systematic review. *Arch Dis Child*, **90**：916-920, 2005.

24) 市川佳世子ほか：精巣捻転の合併が疑われたアレルギー性紫斑病の 1 例. 大阪急性期・総合医療セ医誌, **27**：29-31, 2005.

25) Ninomiya H, et al：Immunoglobulin A vasculitis complicated with posterior reversible encephalopathy syndrome and reversible cerebral vasoconstriction syndrome. *Pediatr Int*, **61**：836-838, 2019.

26) 平良翔吾ほか：重症 IgA 血管炎に対する血漿交換後に可逆性白質脳症をきたした 1 例. 日透析医学

会誌, **52**：491-496, 2019.

27）陣内久美子ほか：可逆性後頭葉白質脳症を契機に診断した IgA 血管炎の一例. 日小児高血圧研会誌, **15**：43-48, 2018.

28）栗林良多ほか：ミオクローヌスてんかんを認めた IgA 血管炎の女子例. 小児臨, **68**：2089-2093, 2015.

29）Duan H, et al：A delayed diagnosis of late-onset pulmonary hemorrhage in a toddler with Henoch-Schönlein purpura after regression of skin rash：A case report and literature review. *Medicine*（*Baltimore*）, **99**：e23025, 2020.

30）鈴木理紗ほか：【血管炎】びまん性肺胞出血をきたした IgA 血管炎の 1 例. 皮膚臨床, **64**：1763-1766, 2022.

31）Ishibashi M, et al：A morphological study of evolution of cutaneous polyarteritis nodosa. *Am J Dermatopathol*, **30**：319-326, 2008.

32）Stewart M, et al：Cutaneous polyarteritis nodo-sa diagnosis and treatment：A retrospective case series. *J Am Acad Dermatol*, **87**：1370-1373, 2022.

33）Morimoto A, et al：Reappraisal of histopathology of cutaneous polyarteritis nodosa. *J Cutan Pathol*, **43**：1131-1138, 2016.

34）Macarenco RS, et al：Cutaneous lymphocytic thrombophilic（macular）arteritis：a distinct entity or an indolent（reparative）stage of cutaneous polyarteritis nodosa? Report of 2 cases of cutaneous arteritis and review of the literature. *Am J Dermatopathol*, **35**：213-219, 2013.

35）Vakili S, et al：Lymphocytic Thrombophilic Arteritis：A Review. *J Clin Rheumatol*, **25**：147-152, 2019.

36）Nakamura T, et al：Cutaneous polyarteritis nodosa：revisiting its definition and diagnostic criteria. *Arch Dermatol Res*, **301**：117-121, 2009.

カラーアトラス 爪の診療実践ガイド 改訂第2版

好評

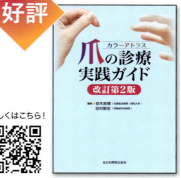

詳しくはこちら！

編集
安木　良博（佐賀記念病院／昭和大学）
田村　敦志（伊勢崎市民病院）

2021年6月発行　B5判
オールカラー　274頁
定価 7,920円（本体 7,200円＋税）

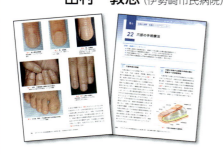

好評書の改訂版がボリュームアップして登場！

爪の解剖や年代別特徴などの基礎知識から、画像診断、各疾患の治療法まで多数の臨床写真をもとに詳説。
特に過彎曲爪の保存的治療、薬剤による爪障害、生検の仕方を含めた爪部の病理組織、麻酔・駆血法についての新項目を加え、症例写真・最新知見の追加等を行い大改訂！基礎から実践までを徹底網羅した、爪診療に携わるすべての方必読の一冊です！

主な目次
I章　押さえておきたい爪の基本　　解剖／病理／十爪十色―特徴を知る―／必要な検査・撮るべき画像
II章　診療の実際―処置のコツとテクニック―
III章　診療に役立つ＋αの知識　　ほか

足爪治療マスターBOOK

好評

2020年12月発行　B5判
オールカラー　232頁
定価 6,600円（本体 6,000円＋税）

編集
高山かおる（埼玉県済生会川口総合病院皮膚科 主任部長）
齋藤　昌孝（慶應義塾大学医学部皮膚科 専任講師）
山口　健一（爪と皮膚の診療所 形成外科・皮膚科 院長）

足爪の解剖から診方、手技、治療に使用する器具までを徹底的に解説した、「足爪治療」をマスターするための一冊！

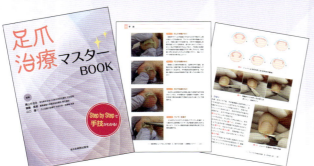

詳しくはこちら！

種類の多い巻き爪・陥入爪治療の手技は、巻き爪：8手技、陥入爪：7手技を Step by Step のコマ送り形式で詳細に解説しました。
3名の編者が「言いたいけど言えなかったこと、聞きたいけど聞けなかったこと」を語り尽くした**足爪座談会**と、「**肥厚爪の削り方**」の手技の解説**動画**も収録！
初学者・熟練者問わず、医師、看護師、介護職、セラピスト、ネイリストなど、フットケアにかかわるすべての方に役立つ一冊です！

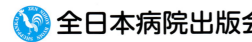

〒113-0033　東京都文京区本郷 3-16-4　Tel：03-5689-5989
www.zenniti.com　　　　　　　　　　　　Fax：03-5689-8030

◆特集／皮膚診療どうする！？こうする！？─困ったときの次の一手─
毛細血管奇形・扁平母斑診療
─困ったときにどうする？─

吉田亜希*

Key words：扁平母斑(nevus spilus)，毛細血管奇形(capillary malformation)，ベッカー母斑(Becker's nevus)，レーザー治療(laser treatment)，色素血管母斑症(phakomatosis pigmentovascularis)

Abstract 小児のあざに対するレーザー治療で，保険適用が認められている代表的な疾患は，毛細血管奇形，乳児血管腫，太田母斑，異所性蒙古斑，扁平母斑である．そのなかでも，毛細血管奇形と扁平母斑は難治な例や再発する例が多く，ほかの疾患と比べて治療に難渋する．本稿では，毛細血管奇形に対して我々が行っている麻酔方法，有毛部位への照射，難治性病変に対するレーザーの工夫について紹介する．また，扁平母斑はQスイッチルビーレーザーの保険適用があるものの，有効率が低い．発毛を伴う遅発性扁平母斑，ベッカー母斑に対しては，ロングパルスアレキサンドライトレーザーなど複合的にレーザー照射を併用することで整容上の改善が得られる．再発する扁平母斑に対する，より効果的なレーザー治療に関しては今後の課題である．

はじめに

小児にみられる皮膚のあざには，メラノサイトに起因する"青，茶，黒あざ"，血管奇形や血管拡張に伴う"赤あざ"がある．そのうち，保険適用でレーザー治療が可能である代表的な小児のあざには，太田母斑，異所性蒙古斑，扁平母斑，毛細血管奇形，乳児血管腫がある．本稿では，そのなかでもレーザーによる治療効果が乏しく，しばしば再発を繰り返し治療に難渋する，毛細血管奇形と扁平母斑を取り上げた．筆者がこれまで経験した症例を供覧しながら，レーザー治療の疑問や工夫について述べる．

毛細血管奇形に対するレーザー治療

毛細血管奇形(capillary malformation：CM)に用いられ，本邦で保険収載されているレーザー機器は，シネロン・キャンデラ社製の皮膚良性血管病変用レーザーが，古いものから順に製造販売終了機器も含めてVbeam®，VbeamⅡ®，Vbeam Prima®の3機種，サイノシュアー社製の皮膚良性血管病変用装置 Cynergy J™ がある．これらのレーザー機器は，同様に乳児血管腫，毛細血管拡張症にも保険適用がある．色素レーザーにおけるクロモフォア(光を吸収する受容体)は血管内に存在して酸素と結合したオキシヘモグロビンであり，オキシヘモグロビンに吸収された光エネルギーは熱エネルギーに変換され，熱拡散により標的組織である血管壁を変性，傷害することで紅斑が改善する．

CMは，実臨床において遭遇する頻度の比較的高い疾患である．しかし，前述した血管腫のなかでも，色素斑を完全に消失させることが難しい．さらに静脈奇形やリンパ管奇形を合併した混合型脈管奇形や動静脈奇形，種々の色素斑が合併した色素血管母斑症など，診断や治療に難渋する例もみられる．

1．治療の開始時期について

通常，出生時よりみられる疾患であり，乳児期のできるだけ早い段階で治療を開始したほうが効

---

* Aki YOSHIDA，〒105-8470 東京都港区虎ノ門2-2-2 虎の門病院皮膚科

表 1. 皮膚レーザー照射療法時の局所麻酔剤の使用法

〈エムラ® クリームの使用方法〉

年齢(月齢)	体重	最大塗布量	最大塗布時間
0〜2 か月		1 g	60 分
3〜11 か月	5 kg 以下	1 g	60 分
	5 kg 超	2 g	60 分
1〜14 歳	5 kg 以下	1 g	60 分
	5 kg 超, 10 kg 以下	2 g	120 分
	10 kg 超	10 g	120 分

(エムラ® クリーム添付文書より引用)

〈ペンレス® テープの使用方法〉

成人には本剤 1 回 6 枚まで, 小児には下記枚数までを, レーザー照射予定部位に約 1 時間貼付する.

年齢	1 回あたりの 最大貼付枚数
3 歳以下	2 枚
4〜5 歳	3 枚
6〜7 歳	4 枚
8〜9 歳	5 枚
10 歳以上	6 枚

(ペンレス® テープ添付文書より引用)

果は高い[1)2)]. 開始時期に決まりはないが, 当院では生後 2 週間程度の早期から慎重に照射を行っている. 早期開始のメリットは, ① 物理的に病変の面積が小さい, ② 皮膚は成人と比較して薄く透明度の高い肌であるためレーザーの深達度が上がる, ③ 照射前後で遮光が容易である, ④ 体動が少なく照射しやすい, ⑤ 記憶に残らない, といったことが挙げられる. デメリットとしては, 局所麻酔では, 後述する通り, 十分な麻酔の量が使えないことが挙げられる. また, 眼周囲の皮疹ではコンタクトシェルの着用が可能になるまで照射は困難である. 特に閉眼時は, 眼球が上転位にあり, コンタクトシェルの装着のない状況で上下眼瞼の照射を行ってはいけないことに加え, 眉毛部でも眼球方向に向けた照射を行わないように配慮する必要がある.

2. 麻酔方法と合併症について

a) 局所麻酔

主に外来で行うレーザー治療では, エムラ® クリーム(リドカイン・プロピトカイン配合クリーム)やペンレス® テープ 18 mg(リドカインテープ剤)が保険診療で使用できる. いずれも, 月齢や体重による最大使用量, 最大塗布時間を超えないように厳格に注意をする必要がある(**表 1**). 眼周囲や鼻孔周囲, 口唇, 外陰部など, 粘膜周囲にはペンレス® テープを使用する. その他の部位にはエムラ® クリームを, サランラップなどで ODT(occlusive dressing technique)し, 使用する. 乳児期や病変が広範囲に及ぶ場合は, 十分な麻酔量が使えないため, やむを得ず部分的に無麻酔で照射することもある. エムラ® クリームの使用部位は, 塗布後に紅斑や蒼白を生じることが多い. 添付文書には適用部位蒼白が 11.9%, 紅斑が 5.5% とある. 反応はときに適用部位を超えて生じるため, 麻酔終了時に血管腫の境界が不明瞭になり照射部位の判断が困難となることは十分に予想される. そのため, 麻酔前にマジックなどで皮疹部位のマーキングを行い, 皮疹の範囲を明確にしておくことが極めて重要である. なお, 紅斑や蒼白がみられた場合にも, レーザーの照射は通常通り行

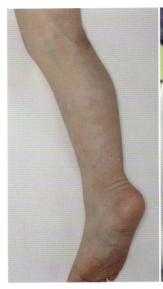
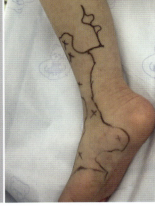

麻酔導入前　　　　　　麻酔導入後

図 1.
全身麻酔導入後の血管腫の色調変化とマーキング

うようにしている．

b）全身麻酔

照射面積が広範囲な例や，乳児期を過ぎて体動が激しい場合などには，全身麻酔を検討する．当院では1歳を目処に全身麻酔を開始しているが，新生児や幼児への複数回にわたる全身麻酔の影響も懸念される．全身麻酔が乳幼児の脳に与える影響については多数の報告があり[3)〜5)]，2017年のFDA（Food and Drug Administration）では，3歳未満の乳幼児の全身麻酔や，鎮静薬の複数回または長時間（3時間以上）の使用は小児の脳の発達に影響を及ぼす恐れがあるとされている．一方で，単剤・短時間の麻酔薬・鎮静薬への曝露は胎児・小児に悪影響を及ぼしにくいとしている．このような現状を踏まえ，全身麻酔でのレーザー照射は，必要に応じて短時間，最小回数で行うべきであると考える．

また全身麻酔導入後，末梢循環状態の変化により血管腫の色調は変化する．色調が淡くなり，血管腫の境界が淡く不明瞭になることも多いため，事前にマーキングを行っておくとよい（図1）．麻酔後に血管腫が淡くなることによるレーザーの治療効果への影響も懸念される．しかし，近年，王丸ら[6)]は小児の顔面CMにおいて，無麻酔群と全身麻酔群を比較検討した結果，全身麻酔群で有意に効果が高かったと報告している．その理由として，麻酔導入後の収縮期血圧の低下により血流速度が低下し，血管壁への熱伝導率が上昇することにより治療効果が得られやすい可能性を推察している．

3．有毛部位への照射について

眉毛部，頭髪部など有毛部位における色素レーザーの照射では脱毛や毛髪が減少する可能性がある．乳児血管腫に対して乳幼児期までに色素レーザーを行った患者では6割程度で様々な程度の脱毛が生じたとの報告もある[7)]が，一方，眉毛部・頭皮のCMに対して色素レーザーを行った患者の長期脱毛症の発生率は1.5〜2.6%程度との報告もある[8)]．眉毛部のCMは比較的頻度が高く，整容的にもレーザー治療が考慮される．過度な照射で瘢痕性脱毛を作らないこと，毛根へのダメージを最小限にすることが重要である．早期治療開始はCMに対する有効性が高く，筆者は皮膚の薄い新生児〜乳児期は眉毛部を避けてレーザーを開始し，眉毛部への照射は1歳前後から慎重に照射を開始している．Vbeam®のパルス幅は3 msecを限度に短めのパルス幅で行う．剃毛を行った後，麻酔はペンレス®テープを用い，目の保護にはベノキシール点眼液0.4%（オキシブプロカイン塩酸塩）で表面麻酔を行いシリコン製のコンタクト

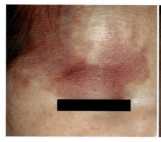
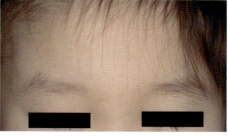

治療開始前(2 か月)　　　　　5 回照射後，2 年経過時(5 歳半)

図 2．右眉毛部への照射例(2 か月，女児の CM)
Vbeam®，7 mm 径，1.5～3 msec，10.5～11 J で 5 回照射後．2 年経過後の 5 歳半時，わずかに治療側で眉毛が薄い．

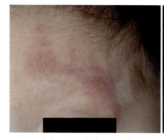
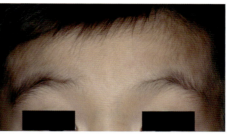

治療開始前(6 か月)　　　　　10 回照射後(4 歳 3 か月)

図 3．左眉毛部への照射例(6 か月，男児の CM)
Vbeam®，7 mm 径，1.5 msec，8～11 J，3 msec，10～11 J で 10 回照射後．明らかな左右差はみられない．

シェルを挿入する．また上眼瞼部に照射する場合は，睫毛の熱傷や瘢痕形成に伴う兎眼，閉眼障害が生じないように睫毛から 2 mm 程度離れた部位までに留め，出力もほかの部位より弱めに照射している．

図 2，3 は眉毛部の CM に対して，複数回の Vbeam® による照射を行った症例である．いずれも眉毛部は 1 歳前後より治療を遅れて開始した．図 2 は 5 回照射後，2 年経過した 5 歳半の時点でわずかに患側(右側)で眉毛が薄い．一方，図 3 は，10 回照射後も，明らかな左右差はみられていない．また，頭髪部の CM や項部有毛部にみられるウンナ母斑に対して，当院では積極的なレーザー治療は行っていない．

4．難治性，肥厚性病変へのアプローチ

CM のレーザーではしばしば難治な症例に遭遇する．肉眼的に増生する血管の深さや血管径を判断することは困難であり，静脈奇形を伴った混合型脈管奇形や動静脈奇形の可能性もある．また加齢とともに組織が肥大・肥厚した CM も治療に難渋する．このような症例では，レーザーの深達性を上げ，より深部の血管を治療することも課題の 1 つとなる．

レーザーの深達度を決定する主な要素はレーザーの波長であり，従来の波長が 585 nm の PDL (pulsed dye laser)と比較して，現行の波長が 595 nm の VbeamⅡ®では照射条件によるが 1.5 mm 程度にまで深達度が向上した．血管腫に保険適用のあるシネロン・キャンデラ社製の Vbeam® シリーズ，サイノシュアー社製の Cynergy J™はいずれも波長が 595 nm であり，深達度を上げるには，その他の工夫を要する．レーザー光は周辺部で光の干渉を受けやすく，中心部はエネルギーの減弱が少なくより深部にレーザーが到達できる．したがって照射径が大きいほうが深い血管にアプローチしやすい．また色素レーザーを 50％程度重ねて当てるパルススタッキング法や，同一部位に連続して繰り返し照射する方法が有用である．

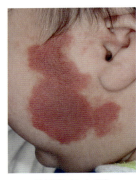 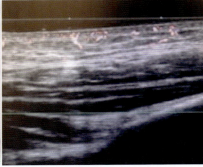 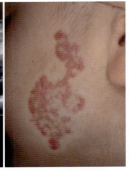

　　治療前（2か月）　　　　深さ2mm程度まで血管増生あり　　　58回照射後（10歳）

図 4. 難治なCMへの照射例（2か月，男児のCM）
超音波画像で深さ約2mm程度まで血管増生がみられる．Vbeam®，7mm径，主に1.5～3msecと30msecの異なるパルス幅で連続照射を行い，少しずつ網目状に消退してきている．現在継続治療中．

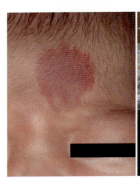 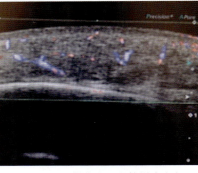 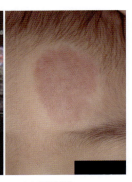

　　治療前（生後19日）　　深さ5mm程度まで血管増生あり　　22回照射後
　　　　　　　　　　　　　　　　　　　　　　　　　　　　（1歳9か月），中止

図 5. 難治なCMへの照射例（生後19日，女児のCM）
超音波画像で深さ約5mm程度まで血管増生がみられる．Vbeam®，7mm径，おもに1.5～3msecと30～40msecの異なるパルス幅で連続照射．色調は幾分淡くなるも改善乏しく，大きさは不変であり治療中止．

Tanghettiら[9]は，正常な臀部の皮膚に7J/cm²で単発あるいは種々の間隔（1秒，30秒，5分，30分）で2回連続照射（Double-Pass Treatment）し，レーザーの深達度を比較検討した結果，2回照射で照射間隔が長いほどレーザーの深達度は上昇したことを報告した．また紫斑を形成する最小出力で，同様に単発あるいは種々の間隔（1秒，10秒，30秒，60秒，5分，30分）で2回照射した結果を比較すると，60秒間隔で2回照射した場合に最も高い深達度が得られたことも報告している．すなわち，紫斑がぎりぎりできる程度の照射を目標として治療を行う場合は，単発よりも，少し弱めに2回，60秒程度の間隔をあけて照射した際に最もレーザーの深達度が期待できる可能性を示唆している．一方，Alsterら[10]は，難治性・肥厚性のCMに対して，595nmのpulsed dye laser（PDL）とより波長が長く深達度の高い1064nmのNd:YAGレーザーの連続照射を6～8週間隔で繰り返し照射することにより，PDL単独では改善が乏しかった難治性，肥厚性のCMに効果がみられたと報告している．

筆者は難治性のCMや加齢に伴い肥厚したCMに対して，積極的に連続した照射方法を取り入れている．図4，5は難治性の小児顔面のCMである．図4は超音波で2mm程度の深さであったため，異なるパルス幅の連続照射で徐々に網目状に消退傾向を示している．一方，図5は同様の連続照射を行い幾分色調の改善が得られたものの改善

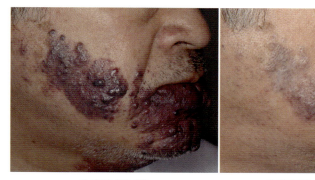

治療前(70歳)　　　　　　　治療開始2年後(72歳)

図 6. 結節を伴った CM への照射例(70歳,男性の CM)
結節部位に炭酸ガスレーザーを照射し,色素斑を平坦化させたあと,Vbeam®,7 mm 径,1.5〜3 msec と 30〜40 msec の異なるパルス幅で連続照射を 10 回行った.

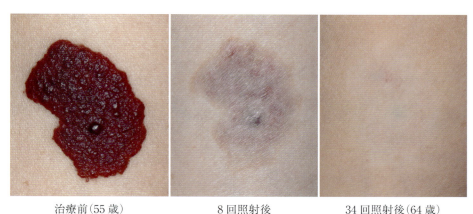

治療前(55歳)　　　　　8回照射後　　　　　34回照射後(64歳)

図 7. 肥厚,結節を伴った CM への照射例(55歳,女性,上腕の CM)
Vbeam®,7 mm 径,1.5〜3 msec,20〜40 msec の異なるパルス幅で連続照射を 34 回行った.

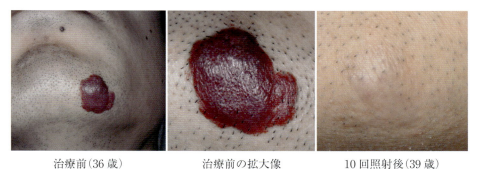

治療前(36歳)　　　　治療前の拡大像　　　　10回照射後(39歳)

図 8. 肥厚,結節を伴った CM への照射例(36歳,男性,顎部の CM)
Vbeam®,7 mm 径,1.5〜3 msec,30〜40 msec の異なるパルス幅で連続照射を 10 回行った.

は乏しく,また大きさも不変であった.超音波検査で 5 mm 程度の深さがあったことから治療は中止した.また,加齢に伴い結節を形成した CM では,ときに補助的に炭酸ガスレーザーを用いることもある.また,**図 6** の症例は多数の結節形成を伴っており,結節部位に炭酸ガスレーザーを照射し,色素斑を平坦化させたあと,色素レーザー照射を行うことで改善がみられた.**図 7,8** の症例はいずれも加齢に伴い肥厚,結節形成した CM である.いずれも血管腫に厚みはみられるが,表在

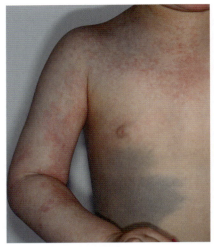

図 9. 色素血管母斑症（3歳，女児）
顔面を含む全身の広範囲にCMと青色斑を認める．両者が重なって存在する部分もみられる．

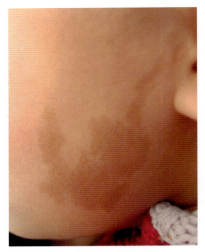

図 10. 扁平母斑（1歳，女児）

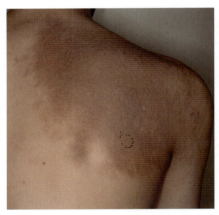

図 11. ベッカー母斑（13歳，男児）

性に隆起した病変であり，異なるパルス幅の連続照射で粘り強く照射を行うことで満足のいく結果が得られた．

5．色素血管母斑症の治療

色素血管母斑症（phakomatosis pigmentovascularis：PPV）は1947年に太田らにより初めて報告された疾患でCMに種々の色素斑が合併する[11]．分類は長谷川-安原の分類[12]によるⅠ～Ⅳ型に加え，青色斑に先天性毛細血管拡張性大理石様皮斑を伴うⅤ型[13]がある．また，のちにHappleら[14)15]は数字による煩雑な分類から実用的でわかりやすい臨床に基づいた分類を提唱したが，いまだ一定の見解は得られていない．さらに，本症は病変が皮膚に限局する場合と全身性疾患を伴う場合でも区別される．図9にCMと広範囲な異所性蒙古斑を合併した本症の臨床像を示す．

皮膚病変に対する治療は，通常CMに対する色素レーザーと青色斑に対するQスイッチあるいはピコレーザーが使用される．本症で特徴とされるCMと青色斑が同一部位に重なって存在する場合は，治療の順序が問題となる．まずはQスイッチやピコレーザーにより青色斑の色調が消退したのちに，CMに対する色素レーザー治療を行うことが推奨される[16)17]．波長が694 nm，755 nmのQスイッチレーザー，ピコレーザーはメラニンへの吸収が主体であることに加えて，パルス幅が短

いためにメラニンの周囲に存在する真皮や血管への組織障害が少ない．一方，波長が595 nmの色素レーザーはヘモグロビン以外にメラニンへの吸収も多く，パルス幅が長いためにターゲットとなる血管以外にも，メラニンおよび周囲の組織，真皮へのダメージも大きく熱傷のリスクが懸念される．そのため，青色斑の治療を先行することで，より安全に照射が可能と考えられる．

扁平母斑に対するレーザー治療

1．扁平母斑，ベッカー母斑，カフェオレ斑

本邦における扁平母斑（nevus spilus）（図10）は，出生時あるいは乳幼児期に生じる境界明瞭で色調が均一な茶褐色斑で，終生不変である．円形や楕円形，辺縁が鋸歯状を呈するものなど，形も

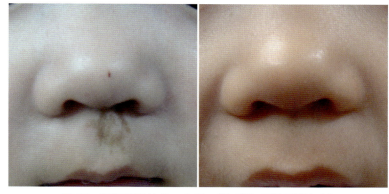

図 12. 扁平母斑（6 歳, 女児. 鼻下部に不整形褐色斑）
　a：治療前
　b：QSRL, 1 回照射（JMEC The Ruby Z1, 4.0 J）の 5 か月後, 褐色斑は消退している.

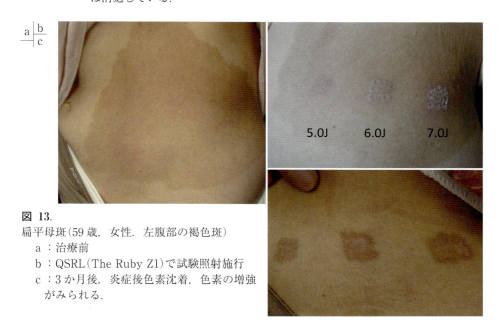

図 13.
扁平母斑（59 歳, 女性. 左腹部の褐色斑）
　a：治療前
　b：QSRL（The Ruby Z1）で試験照射施行
　c：3 か月後, 炎症後色素沈着, 色素の増強がみられる.

大きさも様々で全身のどこにでも生じ得る. 一方, 思春期以降に, ときに発毛を伴って出現する褐色斑は遅発性扁平母斑と呼ばれる. また主に男性に多く, しばしば多毛を伴って肩から胸背部, 上腕にかけて出現する褐色斑はベッカー母斑（図11）と称し区別される. 同様の褐色斑が 6 個以上みられる場合は, 神経線維腫症 1 型（NF1）や Legius 症候群, McCune-Albright 症候群などの一症状である可能性もあり, 本邦ではカフェオレ斑と称し, 狭義の扁平母斑と区別される傾向にある.

2. レーザー治療の実際, 症例供覧

本邦における扁平母斑の標準的治療は Q スイッチルビーレーザー（Q-Switched Ruby Laser：QSRL）であり, 保険適用がある. 治療回数は同一部位に対して 3 か月あけて 2 回までの制限がある. ベッカー母斑やカフェオレ斑も同様に QSRL による治療を行う. 外科的切除は通常行わない. しかし, レーザーの有効性は, ほかの色素性疾患と比べると乏しい. 有効率は文献により, 20～60% 程度と異なるが, 一度消退しても再燃する例も多い. また照射後の反応も多彩で, 完全消退, 色調の軽減がみられる例もあるが（図12）, 照射後に色素沈着が生じて治療前より色調が濃くなる例（図13）, 治療後 1～2 か月より毛孔一致性に

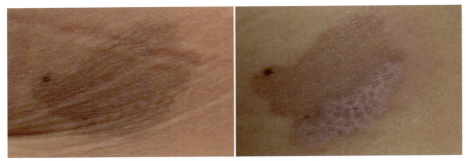

図 14. 扁平母斑（8歳，女児．臀部） a｜b
a：治療前
b：QSRL（The Ruby Z1）試験照射1か月後．毛孔性再発がみられる．

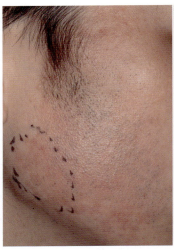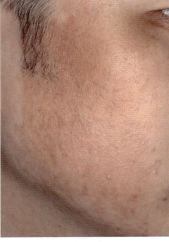

a｜b

図 15.
遅発性扁平母斑（22歳，男性．右頰）
a：治療前（褐色斑と発毛を密に認める）
b：QSRL（The Ruby Z1）2回照射後，ロングパルスアレキサンドライトレーザー（GentleLace Pro）開始．合計 QSRL 3回，ロングパルスアレキサンドライトレーザー 14回施術後

点状再発がみられる例（図14），数か月から数年で再発し元に戻ってしまう例など個々の症例によってばらつきがみられる．QSRL による治療の有効性が高い症例の臨床的特徴については，以前より，頭頸部発症で地図状の形をしたものであると報告されており，患者の性別や治療年齢には関連しない[18)19)]．このように，本症はレーザーの有効性がやや低く，ときに増悪する症例もみられることから，最初に小範囲を試験照射することが必須である．麻酔は，前述した CM に準じた方法で行う．

3．再発および有毛部への治療戦略

扁平母斑の再発に関して，王丸ら[19)]は，QSRL 照射により表皮が完全に脱落しても，毛包周囲には破壊をまぬがれたメラノサイトが残存し，これらのメラノサイトが上皮化の際に表皮細胞とともに遊走され，再度メラニン色素を過剰に産生することが再発の主たる要因であろうと報告している．同様に，大城ら[20)]も，QSRL のみでは毛包周囲に残存するメラノサイトを破壊する目的で，ロングパルスアレキサンドライトレーザーを異時性に組み合わせて照射する複合レーザーを提案している．また近年，海外で報告された扁平母斑に対するレーザーの有効性に関するメタアナリシス解析では，QSRL のほか，755 nm，1064 nm の Q スイッチレーザーや，IPL などを用いた報告も多く，なかでも QS-1064 nm Nd:YAG レーザーによる治療は有効率が高く，694 nm の波長に比べて 1064 nm の波長におけるレーザー治療は再発率が低かったと報告している[21)]．

発毛を伴った遅発性扁平母斑に対しては，多毛が整容上の大きな問題となるため，治療は色調の改善とともに脱毛が必要となる．色素斑が濃い場合は，ロングパルスレーザーによる熱傷瘢痕のリ

スクがあるとともに，レーザーの深達も阻害される．前述した理由により，褐色斑の色調が濃い場合はQSRLを行い，色素斑が薄くなったタイミングでロングパルスアレキサンドライトレーザーの照射を繰り返すことで，脱毛効果と色素斑の再発抑制の両者を期待できる可能性がある．当院で，QSRLを照射し，ある程度色調の改善が得られたあと，発毛に対してロングパルスアレキサンドライトレーザーの併用を開始した症例を示す（**図15**）．発毛が軽減することで，褐色斑が残存していても，見た目の改善が得られている．

文　献

1) Nguyen CM, et al：Facial port wine stains in childhood：prediction of the rate of improvement as a function of the age of the patient, size and location of the port wine stain and the number of treatments with the pulsed dye（585 nm）laser. *Br J Dermatol*, **138**：821-825, 1998.

2) 小栗章子ほか：レーザー照射開始年齢が単純性血管腫の治療効果に及ぼす影響．日形会誌，**29**：407-411，2009.

3) Sun LS, et al：Association between a single general anesthesia exposure before age 36 months and neurocognitive outcomes in later childhood. *JAMA*, **315**：2312-2320, 2016.

4) Warner DO, et al：Neuropsychological and Behavioral Outcomes after Exposure of Young Children to Procedures Requiring General Anesthesia：The Mayo Anesthesia Safety in Kids（MASK）Study. *Anesthesiology*, **129**：89-105, 2018.

5) Disma N, et al：A systematic review of methodology applied during preclinical anesthetic neurotoxicity studies：important issues and lessons relevant to the design of future clinical research. *Paediatr Anaesth*, **26**：6-36, 2016.

6) 王丸陽光ほか：小児の顔面毛細血管奇形の色素レーザー治療で全身麻酔が治療効果に与える影響についての検討．形成外科，**62**：662-669, 2019.

7) Yang L, et al：Risk factors of long-term alopecia after pulsed-dye laser treatment for infantile scalp hemangiomas：A retrospective study. *J Dermatol*, **49**：661-665, 2022.

8) Feldstein S, et al：Can long-term alopecia occur after appropriate pulsed-dye laser therapy in hair-bearing sites? Pediatric dermatologists weigh in. *Dermatol Surg*, **41**：348-351, 2015.

9) Tanghetti E, et al：The effects of pulse dye laser double-pass treatment intervals on depth of vessel coagulation. *Lasers Surg Med*, **38**：16-21, 2006.

10) Alster TS, et al：Combined 595-nm and 1,064-nm laser irradiation of recalcitrant and hypertrophic port-wine stains in children and adults. *Dermatol Surg*, **35**：914-918, 2009.

11) Ota M, et al：Phacomatosis pigmentovascularis. *Jpn J Dermatol*, **52**：1-31, 1947.

12) 長谷川義博ほか：一種の色素血管母斑症の1例．皮膚，**21**：178-186，1979.

13) Torrelo A, et al：Cutis marmorata telangiectatica congenita and extensive Mongolian spots：type 5 phacomatosis pigmentovascularis. *Br J Dermatol*, **148**：342-345, 2003.

14) Happle R：Phacomatosis pigmentovascularis revisited and reclassified. *Arch Dermatol*, **141**：385-388, 2005.

15) Torchia D：Phacomatosis melanorosea, unearthed. *Eur J Dermatol*, **22**：582-583, 2012.

16) 長濱通子：【母斑・母斑症の診療 update-基礎から実践まで―】色素血管母斑症．*MB Derma*, **317**：17-24，2022.

17) Kono T, et al：Treatment of phacomatosis pigmentovascularis：a combined multiple laser approach. *Dermatol Surg*, **29**：642-646, 2003.

18) 赤坂季代美ほか：扁平母斑に対するQスイッチルビーレーザーの治療経験．日皮会誌，**129**：169-174，2019.

19) 王丸陽光ほか：【形成外科領域でのレーザー】扁平母斑とベッカー母斑に対するレーザー治療．日レ会誌，**36**：68-72，2015.

20) 大城貴史ほか：【小児の頭頸部メラニン系あざ治療のストラテジー】複合レーザー治療による小児顔面頸部母斑の治療．PEPARS，**102**：52-62，2015.

21) Guo ZZ, et al：Laser treatment for Cafe-au-lait Macules：a systematic review and meta-analysis. *Eur J Med Res*, **28**：185, 2023.

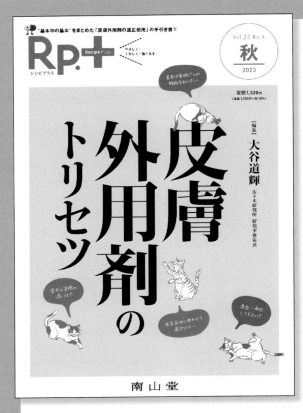

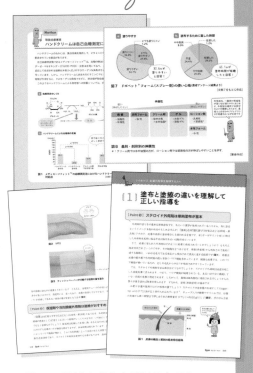

"基本中の基本"をまとめた「皮膚外用剤の適正使用」の手引き書!!

編集 大谷道輝
佐々木研究所　研究事務室長

主な内容

- まずは皮膚外用剤の構成，基剤や剤形を知ろう！
- よく使う剤形を押さえる！
  - 軟膏剤／クリーム剤／ゲル剤／ローション剤／エアゾール剤
- 皮膚症状にあわせた剤形を選択するために
  - 皮膚の状態をチェックする
  - 外用部位に適した剤形を選ぶ
- 塗布と塗擦の違いを理解して正しい指導を
  - 保湿剤や消炎鎮痛外用剤は塗擦がおすすめ
  - 重層療法でステロイド外用剤の効果アップを
- 副作用の接触皮膚炎を避けるために
  - 注意すべき皮膚外用剤と症状から推論する
  - 添加物にまで気を配る
- 皮膚外用剤の混合・希釈は主薬の溶解性と基剤で考える
  - 液滴分散型軟膏の混合は避ける
  - 混合後の含量低下に注意
  - 後発医薬品への切り替えは要注意
  - 配合変化のデータを正しく利用する

Rp.+ レシピプラス 2023年秋号　Vol.22 No.4

皮膚外用剤のトリセツ

- B5判／104頁／オールカラー
- 定価 1,320円（本体1,200円+税10%）
- 978-4-525-92234-4
- 2023年10月発行

詳しくはWebで

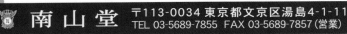

南山堂　〒113-0034 東京都文京区湯島4-1-11
TEL 03-5689-7855　FAX 03-5689-7857（営業）
URL　https://www.nanzando.com
E-mail　eigyo_bu@nanzando.com

◆特集/皮膚診療どうする!?こうする!?―困ったときの次の一手―
褥瘡
―困ったときにどうする？―

中西健史*

Key words：ポケット(pocket)，開放固定(open and fix suture)，シューレース法(shoelace technique)

Abstract 褥瘡の診断と治療における筆者なりの工夫を述べた．診断については，diagnosisよりアセスメントが重要であり，そのポイントについて増悪因子を中心に解説した．治療においては，重症例に対するポケット開放とその後の固定により，常に創底を誰もが洗浄しやすくする方法を述べた．また，一次縫縮が困難な症例に対して，シューレース法により複数回，創縁を寄せて治療する方法を紹介した．重度の褥瘡を完治させることは困難であるが，患者の年齢や予後，全身状態などを勘案して，侵襲的治療も検討することが求められる．

はじめに

褥瘡は皮膚科以外の診療科や職種も携わるきわめてありふれた疾患である．高齢化とともに対象患者は増え，褥瘡だけに特化した学会も存在している．したがって，診断や治療に関する情報も豊富で，日常診療においてそれほど困ることはない．また，重度の褥瘡は治癒する前に患者が亡くなることも多く，完治しなくても仕方がないといった一種の諦観のような心構えで向き合うこともある．不思議な疾患ともいえる．

診断に困った時の対処

好発部位である骨盤部(仙骨，尾骨，腸骨，大転子部，坐骨結節など)に褥瘡以外の皮膚潰瘍を生じることは滅多にない．それ以外の部位でも褥瘡の診断をためらうケースは少ないと思われる．ただ，褥瘡とは何かを考えたときに，「基本型」，「亜型」，「増悪因子」の3つを念頭に置き，除圧も含めた治療方針を組み立てることは重要である．さらに，医師の視点に欠けがちである「アセスメント(評価)」を加えることも求められる．いわゆるDESIGN-R®である．ただ，これだけでは不十分であり，wound bed preparation[1]を出発点とし，TIMERSコンセプト[2](TIMEコンセプトにR：先進的創傷治療，S：社会的課題が加わった)やwound hygiene[3]の視点からも褥瘡のアセスメントを習慣づける必要がある．

1．「基本型」

仙骨部，尾骨部，腸骨部，転子部，踵部などに生じやすく，皮膚表面の虚血から内部へ徐々に進行していく場合を基本パターンとするが，NPIAP(National Pressure Injury Advisory Panel)ステージ分類2019におけるDTI(deep tissue injury)といった深部から表面へ拡大していくタイプのものも重症例では多くみられる．

2．「亜型」

褥瘡は皮膚潰瘍の一種であるが，一定範囲の皮膚に重力がかかり続けることで虚血に陥るため生じる．ヒトが自然な状態で臥床して生じるものではない圧による創傷も実際には存在するわけで，

---

* Takeshi NAKANISHI，〒629-0301 南丹市日吉町保野田ヒノ谷6-1 明治国際医療大学皮膚科，教授

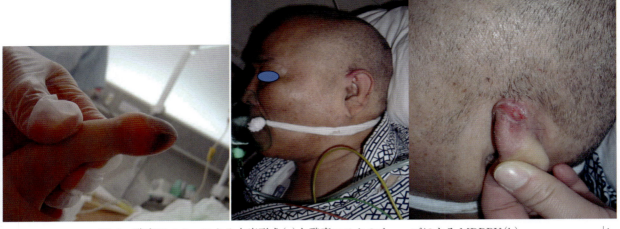

図 1. 酸素モニターによる水疱形成（a）と酸素マスクのチューブによる MDRPU（b）

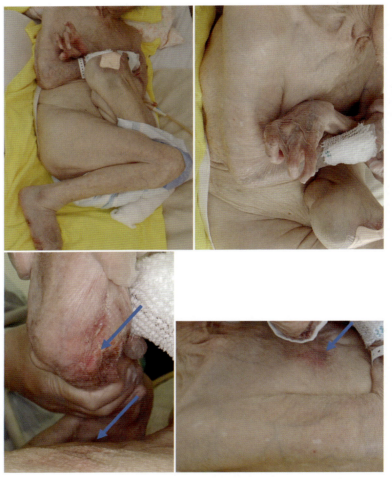

図 2. 脳梗塞による拘縮で生じた左手背および右胸部の褥瘡
a：左下肢の拘縮により右前腕が圧迫され，さらにその下で左手が圧迫される．
b：右前腕に圧迫された左手
c：左手背の褥瘡
d：右胸部の褥瘡

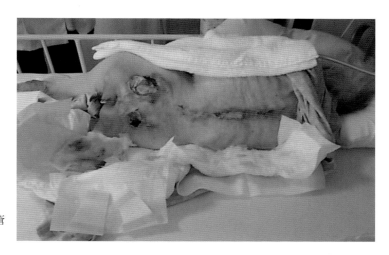

図 3.
るい痩により多発する褥瘡

ここではそれらをまとめて亜型とした．MDRPU (medical devices related pressure ulcer)，つまり酸素モニターや酸素マスクのチューブなどの医療機器装着(図1)，あるいは例えば点滴のキャップなどがベッド上に落ちていて知らずに患者が寝ていたために褥瘡を生じたなども広い意味ではMDRPUになるのかもしれない．ほかにも脳梗塞後の関節拘縮によって生じた褥瘡もこちらの分類に入れてみた．図2は脳梗塞後に生じた関節拘縮で，左大腿が右前腕を圧迫し，さらに右前腕が左手背を圧迫するといった多段階での複雑な成因による褥瘡である．

3．「増悪因子」

既に存在している褥瘡をさらに悪化させる要因としては，以下のようなものが挙げられる．基本的動作能力の低下，るい痩による病的骨突出，栄養状態，失禁，浮腫，摩擦とずれ，不適切な外用薬などである．

るい痩を防ぐことは極めて困難であるが，ポジショニングの工夫である程度，褥瘡の悪化は防ぐことができる．図3は体位変換が不十分なために生じたるい痩による褥瘡である．

失禁も尿，便ともに増悪因子となる．例えば便が仙骨に付着してもそれだけで褥瘡になることはない．しかし，褥瘡に便が潜り込むことで，アルカリ性の腸液を含有するために化学熱傷と同様に組織を痛めてしまう可能性も理論的にはあり得る．もちろん，大腸菌をはじめとする細菌や食物残渣も物理的な刺激物として褥瘡を悪化させるおそれはある．悪化を防ぐためには，便が到達しないようにブロックする必要がある．図4は不適切なガーゼ貼付で，便が褥瘡内部に潜り込んで汚染した写真である．臀裂に対して必ず菱形にガーゼを貼付し，ガーゼ辺縁に沿ってフィルム材で便汚染をブロックする．フィルム材はガーゼ全体を覆うと滲出液が内部に貯留して悪化するので，中枢側は尿取りパッドで滲出液を吸収させるために通常の紙テープなどで固定する．また，尿量の多い患者では，褥瘡周囲が浸軟して難治となることが多い．図5はこのような患者にバルーン挿入し，同時に防水シーツを除去させて浸軟の改善をみたところである．防水シーツは便，尿失禁によるマットレスの汚染を防ぐ目的で，病院によってはあらかじめセットされていることもある．ときにエアマット上に敷かれているために，エアマットによる褥瘡への乾燥効果が遮断されてしまうケースにも遭遇する．これらに加えて，大量の水様便がコントロールできない患者に，何重にも尿取りパッドやおむつを装着することも通気性を悪化させて褥瘡に悪影響を及ぼすので注意する必要がある．シーツのしわ，背抜きなど，医師が関わらないことでも，悪化因子になることは知っておく必要がある．このように，メディカルスタッフと情報共有すべき処置は，実は褥瘡を扱ううえで最も

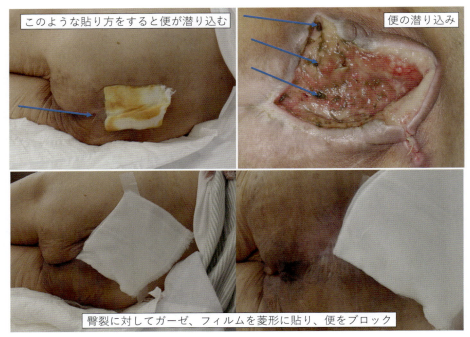

図 4. 不適切なガーゼ貼付による増悪

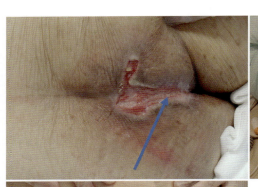
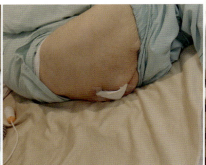
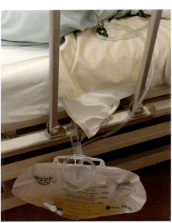
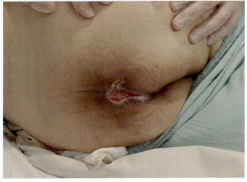

a	b	c
d		

図 5.
防水シーツを除去して，バルーン挿入で軽快
　a：多量の尿で創周囲が浸軟
　b：ラバーシーツによる蒸れ
　c：バルーン挿入で尿量測定も実施
　d：創周囲は乾燥して創の縮小を認める．

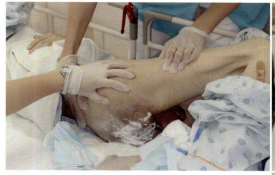
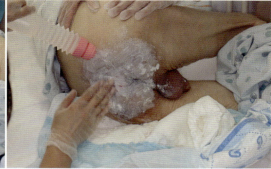
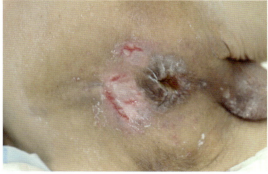

図 6.
肛囲の亀裂に対して亜鉛華軟膏を外用され，オリーブオイルと石けんで洗い落としているところ

大切であり，どのような外用薬を選択するかよりもはるかに重要である．

少し余談になるが褥瘡と似たような部位に生じる浅い潰瘍病変として，下痢による肛囲のびらんが挙げられる．我々が患者のベッドサイドに行く前に，既にメディカルスタッフによる「褥瘡」の診断でアズノール軟膏を塗っておきましたというケースにしばしば遭遇する．その程度であればまだよいが，亜鉛華軟膏を外用されていた場合は除去するのに大変難儀する．図6は，その現場で亜鉛華軟骨を外用した看護師が古い軟膏を洗い流すために，オリーブオイルでふやかしてその後石けん洗浄で「やさしく円を描くように」落としているところである．褥瘡に限らず，よれ，ずれ，剪断力などの外力が増悪因子になることは明らかだが，このようにこびりついてなかなか取れないものも不適切な外用薬となり得るので注意を要する．

4．「特殊な例：放射線潰瘍」

臀部に生じて褥瘡と鑑別が困難な例として，放射線潰瘍が挙げられる．図7は褥瘡のように見えるが，初診時から数か月の経過を経て自壊しはじめた．内部に瘢痕組織を認めたが，デブリードマンしたところ肉芽形成も良好で，1年近くかかって治癒した．その後，患者が1年ぶりに再発したと来院したが，異なる部位に自壊した潰瘍が存在しており，詳しく問診すると30年前に子宮体癌の放射線治療を受けていたことが判明した．骨盤内臓器に対する放射線療法は，ときに臀部へ遅発型の皮膚潰瘍を生じることがあるので気をつけたい．

治療に困ったときの対処

褥瘡の治療で困るケースは，大きなポケット開放を要するもの，骨や関節近傍までの深さを有する褥瘡，PAD合併例の踵部褥瘡，細菌感染の合併（いわゆるバイオフィルム）などが代表例と思われる．また開放したポケットが縮小しながら再びポケットになってしまう現象や不良肉芽を生じてなかなか治癒しないこともある．

ポケットは開放しなければ，壊死組織を除去できないし，洗浄もしっかりできないので切開は必要不可欠な操作である．理想を言えば，手術室において十分な視野のもと，止血設備の整った状態

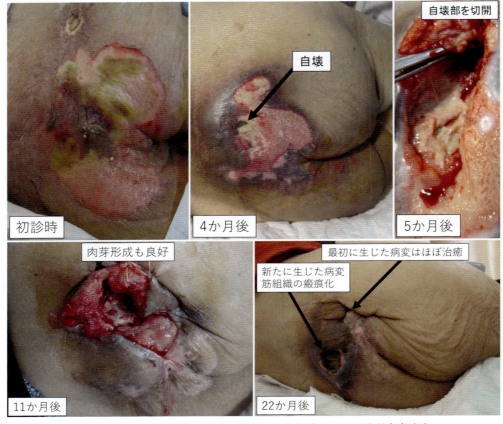

図 7. 30 年前の子宮体癌治療で照射した放射線による遅発型皮膚潰瘍

で実施したい．しかし，手術室を持たない小規模な医療機関や在宅診療では，なかなかハードルが高い手技となりがちである．

図 8 に提示する例は，左転子部に二次感染を伴った褥瘡をベッドサイドで切開したケースである．悪臭を伴い，多量の排膿を認めたため，局所麻酔下にラジオ波電気手術器によりポケットを開放した．麻酔にはエピネフリン入りのものを使うと，施術時は出血が少なくて視野を確保しやすいが，エピネフリンの効果が切れたあと，出血をきたすことがあるので，筆者は麻酔成分のみを含有する注射薬を使用している．一般的な電気メスが 0.4 MHz 程度の周波数で切開するのに対し，ラジオ波は 4 MHz といった高周波で切開する点で異なるが，電気メス同様，ペースメーカー装着患者には使用が困難であり，事前の問診は十分に気をつけなければならない．筆者は切開後，いわゆる観音開きの状態にしたあと，太めの絹糸で固定し，ポケット底部までよく洗浄できるようにしている．褥瘡の処置は医師が週に 1 回診察時に行うが，それ以外の 6 日間は看護師に依頼することが多い．このような場合，洗いやすい状態にしておくと処置の効果が上がってくる．絹糸での固定は，1 針ではすぐに外れたりすることが多いので 1 箇所あたり 2〜3 針で固定するようにしている．2〜3 週間すると褥瘡の形状は徐々に変化していき，自然に縫合糸が外れたり，皮膚がちぎれていくが，出血をきたすこともなく，患者が痛みを訴えることもない．ポケットが再発しにくいため，条件が許せばこのような工夫を加えることもある．

深い褥瘡では，底部に骨を触知することがある．このような場合，骨を削ることは困難である．

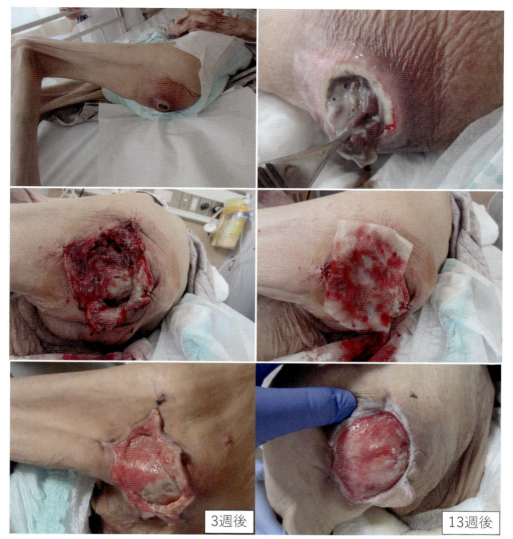

図 8. 左転子部に生じた褥瘡と二次感染
a：左転子部の黒色壊死と周囲の発赤
b：内部からの排膿と筋組織の壊死
c：切開および固定
d：切開後アルギン酸塩貼付材により止血
e：経過

場合によっては，骨上に不良肉芽が増生しており，腐骨となっている可能性を考えるが，どの程度まで骨を削ればよいか判断できない．また骨髄が露出した場合，圧迫止血はできないし，アルギン酸塩などの止血作用をもつ創傷被覆材を貼付してもずれてしまう恐れがあるので，つい見て見ぬふりをするしかなくて悩むこともある．骨近くの褥瘡では靱帯が露出していることも多く，一部をデブリードマンするもののどの程度まで除去すればよいのか，正解が見つからないこともしばしば経験する．踵に生じた褥瘡は，デブリードマンを進めていくうちに踵骨に達してしまうこともあるが，このような場合は主に2通りのバックグラウンドが考えられる．1つは虚血を伴う場合である．

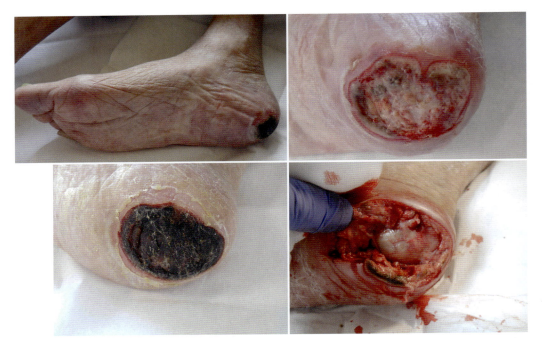

図 9．踵部に生じた褥瘡
a：接地面から推測して褥瘡と考えた．
b：デブリードマンしたところ下床に血流もみられる．
c：翌週には表面がミイラ化
d：デブリードマンを進めると足底腱膜まで壊死していた．

図9は，必要な深さまで壊死組織を除去したつもりでも，翌週断面が黒変してしまった例である．もちろん，造影検査をして血行再建をすれば治癒する可能性もあるが，寝たきりになっている踵部の褥瘡患者にそこまで治療することが患者本人にとっても医療経済的にも必要なのかという問題にあたる．もう1つは感染や，内部で壊死が進行している場合である．この例では，デブリードマンを進めるうちに，足底腱膜レベルの湿性壊死組織が出現した．壊死組織を除去する行為自体は，間違っていないと考えるが，血流が十分でない場合に，デブリードマン後どうすればよいか，常に頭を痛めるのは筆者だけではないだろう．

最後に左大転子部の褥瘡に対して，シューレース法[4]と持続洗浄を行った例を取り上げる(図10)．症例では，内部の壊死が深部までおよび，DTIのような所見で大臀筋膜張筋および中臀筋も一部壊死を示していた．これだけの欠損を皮弁で再建する方法もあるが，手術侵襲も考慮すると最小限の切開が望ましい．そこで，この例では靴紐を結ぶように創縁を寄せていき，完全に寄り切らないまでも数日おきに寄せを繰り返した．また，内部でMRSA感染を生じていたので，生理食塩水による持続洗浄も並行して実施した．結果的に切開範囲はそれほど大きくせずに治癒させることができた．

本稿では，栄養についてそれほど言及していないが，貧血，低アルブミン，亜鉛欠乏なども創傷治癒に関わってくる．輸血やアルブミン輸注などは保険適用外であり，亜鉛欠乏だからといって，補充するだけで褥瘡がみるみるうちに治癒することもない．褥瘡患者では経口摂取も困難なほど老衰が進行していることも多く，このような例にどこまで治療するか悩むことが多い．

終わりに

従来，寝たきりだけで生じると考えられていた褥瘡も，この30年ほどで様々な成因や悪化因子，またそのメカニズムが解明されてきた．平均寿命

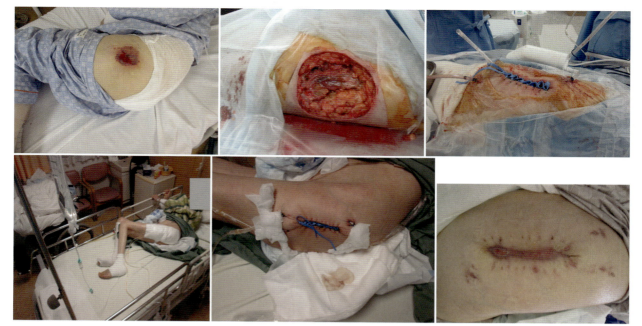

a	b	c
d	e	f

図 10. 左大転子部の DTI
a：周囲発赤もみられず，浅い褥瘡のような外観
b：大臀筋膜張筋および中臀筋も一部壊死
c：シューレース法で寄せて，ドレーン孔を留置
d：生理食塩水灌流による持続洗浄
e：シューレースは適宜締め直す．
f：5 週後に治癒

の伸びに伴い，誤嚥性肺炎や転倒による骨折などと同様，高齢者における common disease の代表格となった褥瘡に対して，筆者なりの現場主義的視点で私見を述べたような構成になったことをお詫びして，稿を閉じることとする．

文　献

1) Schultz GS, et al：Wound bed preparation：a systematic approach to wound management. *Wound Repair Regen*, **11**(Suppl 1)：S1-S28, 2003.
2) Atkin L, et al：Implementing TIMERS：the race against hard-to-heal wounds. *J Wound Care*, **23**(Suppl 3a)：S1-S50, 2019.
3) Murphy C, et al：International consensus document. Defying hard-to-heal wounds with an early antibiofilm intervention strategy：wound hygiene. *J Wound Care*, **29**(Suppl 3b)：S1-S26, 2020.
4) Harris I：Gradual closure of fasciotomy wounds using a vessel loop shoelace. *Injury*, **24**：565-566, 1993.

◆特集／皮膚診療どうする!?こうする!?―困ったときの次の一手―

悪性リンパ腫
―困ったときにどうする？―

清原英司*

Key words：皮膚リンパ腫(cutaneous lymphoma)，菌状息肉症(mycosis fungoides)，皮膚 T 細胞リンパ腫(cutaneous T cell lymphoma)，進行期(advanced stage)

Abstract 悪性リンパ腫のなかで皮膚科医が関与するのは主に皮膚リンパ腫である．頻度の多い菌状息肉症は診断に臨床経過が不可欠であり，問診が重要となる．エトレチナートが有害事象により継続困難な場合，ベキサロテンで治療が継続できる場合がある．ナローバンド UVB に抵抗性の症例に対して PUVA への切り替えが有効な症例があった．難治性の局所病変には低線量の放射線治療が有効であり，急速に悪化する腫瘤や潰瘍には姑息的な摘出手術が有効な場合がある．多発する局面や腫瘤がある場合，治療方針に迷った際は複数部位の生検を行い，CD30 を確認してブレンツキシマブ ベドチンの使用を検討してみる．進行期の多発びらんや潰瘍による疼痛が強い場合は，オピオイド系鎮痛薬を用いた積極的な疼痛管理を躊躇しない．移植適応の判断は年齢や臨床像を考慮し，複数の抗がん剤治療を経る前に血液内科医と相談するのがよいだろう．

はじめに

皮膚リンパ腫は節性の悪性リンパ腫と異なり，B 細胞性よりも T 細胞性の割合が多い疾患である．皮膚 T 細胞性リンパ腫の約半数を占める菌状息肉症は経過の長い悪性腫瘍であり，症状出現から診断がつくまで数年かかることも珍しくない．また，皮疹は紅斑，局面，腫瘤もしくは潰瘍の順に皮疹を呈するのが臨床的特徴である．ステージはこの臨床症状とリンパ節，骨髄，内臓病変によって規定され，進行期菌状息肉症は一般的に腫瘤形成を伴う stage ⅡB 以降を指す．早期菌状息肉症とⅡB 以降では予後があきらかに異なり，いかに進行期にならないようにするかが治療のポイントとなる．しかし，進行期にどのような治療を選択するかに関しては残念ながら確立された手順はまだなく，方針に迷うことも多い．また，高齢者が多いため，強度の強い治療に移行せずに現行治療をできるだけ継続したいというニーズがある．本稿では主に皮膚 T 細胞リンパ腫の代表例である菌状息肉症に関して最初に一般的な診断方法と治療方針を提示したのちに，診断や治療で難渋するポイントでの考え方について，私見を交えて紹介する．

菌状息肉症の診断・治療の考え方

菌状息肉症は，紅斑，局面，腫瘤，潰瘍の順に長期間にわたり皮疹を呈することが臨床的な特徴である．そのため，組織学的所見だけでなく，このような臨床経過が確認されなければ菌状息肉症とは診断できない．たとえ組織学的に表皮向性の異型リンパ球が認められたとしても，短期間で単発腫瘤が出現するようなケースでは菌状息肉症と診断すべきではない．前述のとおり，stage ⅡB 以降は進行期に分類され，広範囲の紅斑や腫瘤形成の出現によりステージが進むことが多い．類縁疾患であるセザリー症候群と合わせた予後調査では，5 年生存率は stage ⅡA で 78% であったのに

---

* Eiji KIYOHARA, 〒565-0871 吹田市山田丘 2-2 大阪大学医学部皮膚科学教室，講師

対し，ⅡBでは47％にまで低下する[1]．よって腫瘍形成をいかに防ぐかが重要な課題である．しかし，stage ⅢAが必ずしも予後不良を意味するわけではなく，比較的コントロールしやすい症例もある．この原因は依然として不明である．

診断後は，ステロイド外用，紫外線療法（ナローバンド UVB や PUVA），放射線治療といったスキンダイレクトセラピーを組み合わせて治療を行う．コントロールが難しい場合には，ベキサロテンの内服やインターフェロンγの点滴が選択されることが多い．

進行期の治療選択については，2020年の皮膚リンパ腫診療ガイドラインに様々な抗がん剤が提示されている[2]．この10年間で，欧米で先行使用されていた多くの薬剤が保険適用となり，日本における皮膚リンパ腫治療は CHOP 療法一辺倒から大きな変革を遂げた．しかし，治療の優先順位はまだ確立されておらず，患者背景，悪化の速度，投与経路，通院頻度に応じて治療を選択していく必要がある．早期を含め，治療では単剤使用を優先し，多剤併用化学療法の開始をできるだけ遅らせることが重要である．ただし，初診の時点で高度に進行した症例ではこの限りではなく，全身の腫瘤や潰瘍が多発し，リンパ節転移が同時に認められる場合は，まず多剤併用化学療法を行い，その後単剤で維持を図ることもある．また，進行期の腫瘤が単発または限局している場合は放射線治療が選択肢となる．紫外線療法の併用や，診察ごとのステロイド局注が有効な症例も少なくない．それでも多発した場合には抗がん剤が必要となる．内服薬ではベキサロテン，エトポシド，メトトレキサート（MTX）が，点滴ではモガムリズマブ，ゲムシタビン，ブレンツキシマブ ベドチンなどが使用される．

菌状息肉症は寛解を目指すことが可能な疾患だが，実際には難治例が多い．根治には骨髄移植が必要とされるが，好発年齢が高いため，移植適応となる患者は限られている．

1．臨床像からリンパ腫を疑うが，確定診断が難しいとき

スキンダイレクトセラピーを継続しつつ，再生検による評価を継続することが重要である．難治性紅斑に対してステロイド外用の効果が乏しい場合は，皮膚リンパ腫を疑う必要がある．しかし，病理検査では特徴的な所見が乏しく，表皮向性がほとんど認められない症例も多い．T 細胞性が判明した場合には，皮膚組織からPCR法やサザンブロット法による遺伝子再構成検査を行う．T 細胞リンパ腫が疑われる際には，T 細胞レセプターαβ鎖やγ鎖のPCRで単クローン性を確認することが有用である．ただし，γ鎖再構成があればγδ型というわけではなく，αβ型 T 細胞でもγ鎖再構成が認められるため，γδ型の確定にはαβ鎖の再構成が認められないことが必要である．また，早期菌状息肉症ではPCR法でも陰性となることがあり，この点に注意を要する．最近の研究では，皮膚 T 細胞リンパ腫22例を次世代シーケンサーで評価した結果，菌状息肉症の14例中10例が単クローン性を示し，非単クローン性の4例はすべて紅斑期であった[3]．ほかの皮膚 T 細胞リンパ腫では8例中6例が単クローン性を示した．これにより，菌状息肉症の進行過程には不明な点が多く，早期にはポリクローナルな細胞しか検出されない可能性があることが示唆される．したがって，皮膚リンパ腫の診断には臨床像を総合的に評価できる皮膚科医の関与が欠かせない．また，サザンブロット法は十分な DNA 量が必要であり，浸潤細胞が少ない場合にはリンパ腫でも遺伝子再構成を検出できない可能性がある．筆者は紅斑期の検査では1 cm 程度の組織片を提出するよう推奨している．それでも早期に陰性結果が出た場合，それが皮膚リンパ腫を否定する根拠にはならない．さらに，PCR法やサザンブロット法では検査範囲外の遺伝子再構成を持つ皮膚リンパ腫が存在することを認識すべきである．

診断に迷うケースは多々あると思うが，病変が腫瘤で覆われるような状態が良性であるはずがな

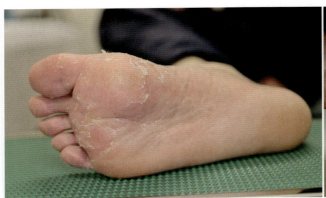
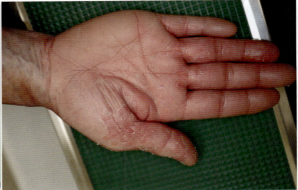

図 1. ベキサロテン投与後の皮膚障害
a：足底
b：手掌

いため，診断がつかない場合でもステロイド外用や紫外線療法といったスキンダイレクトセラピーを開始し，臨床的な変化がみられた段階で皮膚生検を根気よく繰り返すことが重要である．複数部位からの生検も有効な手段である．

診断するにあたり，臨床型や組織パターンが既存の病名カテゴリーに一致しない場合，現状ではPTCL-NOS（末梢性 T 細胞リンパ腫，分類不能）として診断する．ただし，診断が確定しないことを理由に治療のタイミングを逃すことは避けなければならない．

2. エトレチナートによる有害事象で内服が継続できないとき

現在，皮膚 T 細胞リンパ腫に対する経口薬としては，ベキサロテンが保険適用となっている．以前は保険適用外ではあるが，エトレチナートが使用されていた．有効性に関しては，菌状息肉症/セザリー症候群の患者を対象としたreviewにおいてエトレチナートの奏効率は 55～67% であると報告されている[4]．エトレチナートは皮膚科領域で広く使用される薬剤であり，尋常性乾癬などの炎症性皮膚疾患に用いられる．一般的な有害事象として，唇や足底の亀裂，皮膚の剝離，乾燥，高脂血症，骨異常が知られているが，症例によっては，指先や足底の亀裂による痛みで治療の継続が困難になる場合がある．また，爪の変形が生じ，QOL（生活の質）の低下が顕著になる症例もみられる．

ベキサロテンはエトレチナートと同様にレチノイド受容体に作用するが，皮膚への有害事象として皮膚が薄くなることや亀裂を引き起こすことがある（図 1）．そのため，エトレチナートの服用が困難になった症例では，場合によってはベキサロテンへの切り替えが選択肢から外れることもある．しかし，ベキサロテンへの切り替えによって皮膚への有害事象が緩和され，コストはかかるものの，内服治療の継続が可能となった症例がある．筆者の経験では爪甲変形や爪の菲薄化，亀裂による疼痛によりエトレチナート継続困難になったが，ベキサロテンへの切り替え後に有害事象のグレードが下がった症例があった．その一方で，ベキサロテン内服で必発の甲状腺機能低下症や高脂血症などの有害事象が原因で内服継続が困難になる可能性もあるため，注意が必要である．

3. ナローバンド UVB 治療に抵抗性を示したとき

施設で対応可能であれば，PUVA 療法への切り替えが有効なときがある．紫外線療法のなかで最も広く使用されているのはナローバンド UVB であるが，そのようなスキンダイレクトセラピーが無効となった場合，ベキサロテンなどの抗がん剤治療が検討される．しかし，実際には高齢者が多いため，投与困難な場合も少なくない．そのような場合には，可能であればPUVA療法への切り替

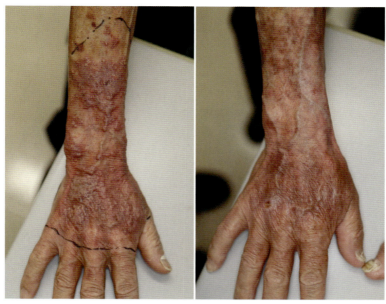

図 2．菌状息肉症への電子線治療
a：右前腕に多発する紅斑と丘疹．放射線前
b：放射線治療 4 か月後

えも検討されたい．筆者の経験では，全身に多発する紅斑や局面を有する症例において，入院中に PUVA 療法を短期間で線量を上げながら実施し，良好な結果を得た例がある．また，PUVA-bath 療法も有効な選択肢の1つである．

4．全体的な皮疹のコントロールがうまくいっているものの，難治な局所部位が残るとき

放射線治療の追加を検討する．抗がん剤の投与，変更ももちろん選択肢として考えられるが，病変が局所的である場合，放射線治療が有効であることが多い．特に汎用されるのは電子線であり，次治療までの奏効期間を延ばす効果が期待できる．図2の症例は高齢者にベキサロテン内服とインターフェロンγ点滴を併用していたが，前腕部分が難治であった（図2-a）．同部位以外は奏効していたため，電子線24 Gyを行った．4か月後の写真（図2-b）では再発もなく，治療を変更せずに通院をされている．線量に関しては，固形がんよりも低線量を照射することが多い．菌状息肉症24例（65局面・腫瘍性病変）に対する8 Gy/2回照射の解析では，奏効率98％，CR率92％と報告されており，皮膚への照射線量は20 Gy以下の低線量でも奏効が期待できる[5]．ただし，病変の局面や腫瘍の厚さによっては，線量の増加が必要となる場合もある．また，皮下深部にまで到達するような病変では，より深部まで届く放射線治療が選択されることもある．

低線量治療を行うメリットは，局所の再発後も繰り返し照射が可能である点にあり，1回あたり2〜4 Gyの照射が一般的である．治療に際しては，複数の施設にまたがることがあるため，必ず照射範囲と総線量を放射線科と共有し，過剰な線量依頼を避けるよう配慮が必要である．

5．放射線科の治療介入がすぐには期待できず，局所的な潰瘍や腫瘤の悪化があるとき

姑息的な手術治療を検討することは，場合によって有効な選択肢となる．固形がんで皮膚に再発や多発がみられる場合に手術による切除を繰り返すように，皮膚リンパ腫でも摘出が有効なことがある．ここでの「有効」とは，治療の切り替えを必要とせず，次治療までの期間延長が期待できることを意味する．

図3の症例は，毛包向性菌状息肉症のstage ⅡBの患者であり，ベキサロテンやVP-16，ブレン

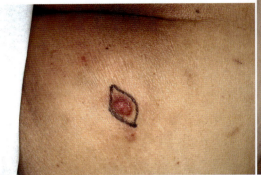
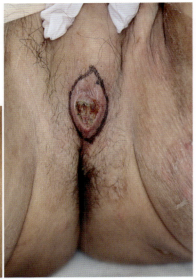

図 3. 進行期菌状息肉症の姑息的手術例
　a：右臀部の急速に増大する赤色腫瘤
　b：外陰部の深い潰瘍

ツキシマブ ベドチンが無効となった状態であった．その後，臀部に短期間で腫瘤が形成され，進行期の腫瘤では大細胞転化を伴うことが多いため，難治が予想された（図 3-a）．患者の受診頻度や腫瘍の進行を考慮し，全摘出を行った結果，大細胞転化の組織像が確認された．経過観察を続けていれば，腫瘤が摘出困難となり，新たな治療追加が必要になった可能性がある．

　同様の手術的対応は潰瘍病変にも適応となる場合がある．同一患者の例であるが，外陰部付近に潰瘍が出現し，皮下にも硬結を触れた（図 3-b）．疼痛が強かったものの，年末で放射線治療が開始できず，有効な治療選択肢が提示できなかった．このようなケースでも，潰瘍であったが脂肪織までを切除する姑息的手術によって局所再発を防ぎ，治療内容を変更することなく経過をみることができた．

　菌状息肉症が進行期に入ると，様々なサブクローンが発生し，異なる臨床像をもたらすことが知られている[6]．これらのサブクローンを排除する姑息的手術は，進行期の治療として有効であると考えられる．

6．腫瘍が多発した症例の治療をどうしたらよいかわからないとき

　再生検にて CD30 の発現を確認し，ブレンツキシマブ ベドチン投与の可能性を検討する．腫瘍が多発するような症例では，非常に悪性度が高く，治療に難渋することが予想される．このような場合，以前であれば CHOP 療法などの多剤併用化学療法が主な選択肢であったが，再発も多い．そのため単剤でも奏効率の高い抗がん剤が求められてきた．ブレンツキシマブ ベドチンは，抗がん剤であるモノメチルアウリスタチン E にリンカーを介して結合した抗 CD30 モノクローナル抗体である．リンパ腫表面に発現した CD30 に結合したのち，細胞質内に取り込まれたモノメチルアウリスタチン E が微小管を阻害して抗腫瘍効果を発揮する．本邦では 2019 年 12 月から T 細胞リンパ腫に対する適応症が CD30 陽性再発性，または難治性未分化大細胞リンパ腫から CD30 陽性 PTCL に変更され，2023 年 11 月には再発または難治性の CD30 陽性 CTCL が追加された．大細胞転化を起こした CD30 陽性の菌状息肉症や CD30 陽性のリンパ節浸潤例などにも使用が可能である．ほかの抗がん剤でも効果が期待できないわけではない

が，日本人の菌状息肉症を含む CD30 陽性皮膚リンパ腫に対する I/II 相前向き治験において stage IIB の菌状息肉症への奏効率が 50% を示し[7]，腫瘍を伴う臨床像においてはほかの薬剤よりも切れ味がよい印象がある．ただし，この薬剤の有害事象に末梢神経障害があり，QOL を阻害するような手足のしびれに悩まされる患者がいる．特に，グレード 3 以上のしびれを予防するためには，頻回な問診やプレガバリンなどの対応が重要である．漢方であれば牛車腎気丸が有効であった症例も経験した．この末梢神経障害は投与中止後も患者によっては長期間続くことがあり，強いしびれを伴う症例への継続投与には慎重な判断が必要である．

7. 紅皮症型の菌状息肉症に対してベキサロテン無効時の次治療では何を使ったらよいかわからないとき

モガムリズマブが候補に挙げられる．菌状息肉症は紅斑，局面，腫瘍と経過をとるが，モガムリズマブの治験において早期では 19% の奏効率しかない[8]．しかし，紅皮症型を含む stage IV では 36% と上昇しており，血液病変の奏効率が 68% であると考慮しても紅皮症型にも有効であると考えられる．実際，VP-16 やブレンツキシマブ ベドチンが無効であった痒みの強い紅斑，紅皮症型の菌状息肉症に対して，モガムリズマブ投与により皮疹も痒みも改善する症例を経験している．逆に多発腫瘍を伴う症例に対して初期治療でモガムリズマブを使用しても治験のデータ通り，効果が得られないことが多い．

8. 潰瘍病変などにより疼痛を伴う進行期の症例の治療方針がたたないとき

痛みの原因となる多発したびらんや潰瘍がリンパ腫によるものであれば，リンパ腫の治療を積極的に行わないと状況は改善しない．しかし，潰瘍病変は感染源となり，強度の強い治療により敗血症を引き起こす．皮膚 T 細胞リンパ腫における入院管理と死亡率を解析した研究では，感染症は退院後 1 年以内の死亡率の上昇と有意に関連し，入院時の敗血症は院内死亡率の上昇と有意に関連していた[9]．実際，昔の治療は多剤併用化学療法しかなかったため，数クールしたのちに敗血症で死亡する症例を多く経験した．よって疼痛改善につながる治療介入による潰瘍治療を優先するのか，感染症リスクを回避するのを優先するのか，を比較検討して治療方針を決定する必要がある．この設問に関しては個々の症例ごとに方針が変わり，結論づけることはできない．この際，疼痛管理において緩和医療としてのオピオイド使用は早期に検討してもよいと考える．皮膚リンパ腫の潰瘍の疼痛は非常に強いため，筆者は少なくとも非オピオイド系は積極的に検討している．もし治療をしないということであれば，緩和治療として処置を続けるしかないだろう．

9. 骨髄移植のタイミングがわからないとき

この問題は最近トピックスとしても取り上げられていることが増えてきたが，現場では常に悩むポイントである．移植に関しては自家造血幹細胞移植と同種造血幹細胞移植が検討されると思うが，移植後再発率を考えると同種造血幹細胞移植を検討したい．進行期菌状息肉症（病期 IIB 以上）では確立された治療法はなく，薬物療法の効果は一時的で，生命予後も不良である．菌状息肉症における同種移植では，強度減弱前処置による同種移植の有用性が示され，移植対象年齢も拡大している．しかし移植片対宿主病，前処置関連毒性，感染症などに起因する治療関連死亡のリスクは通常治療よりも高い．それでも昔と比較して移植関連有害事象による死亡率は減少しており，進行期の難治症例では移植が唯一完治を得ることができる方法であるため，骨髄移植を必要，希望する症例はあるだろう．最近の菌状息肉症/セザリー症候群 60 人に対するレトロスペクティブな研究では，先行する抗がん剤治療が 3 種類以下と 4 種類以上を比較すると，移植 1 年後の再発率は 25% 対 44%，3 年生存率は 68% 対 46% と 3 種類以下の群で優れていた．また，再発した患者 26 人のうち 17 人がドナーリンパ球の輸注を受けた．このうち

47%が完全寛解を達成し，移植片対リンパ腫効果の有用性が示唆された[10].

以上より筆者が移植を考える症例としては，40代まで，先行する抗がん剤治療が3つ以内（VP16は避けたい），びらんと潰瘍が少ない，多発腫瘤がないタイプ（移植までに腫瘍量をおさえられたらよい）を考えている．要は若年者に関しては常に移植適応のタイミングに注意を払う必要があり，感染症リスクとなるびらんや潰瘍に進展しないように病勢を制御しないといけない．腫瘍体積量を減らすのも重要であり，腫瘤に関しては前処置前に放射線治療を行うのも有効だろう．

おわりに

悪性リンパ腫のコツ，という厳しいテーマであったが筆者の日常の考えを元に，主に菌状息肉症に関して記載した．私見が多く，エビデンスは少ないが，個々の症例に応じて参考になれば幸いである．

文　献

1) Agar NS, et al：Survival outcomes and prognostic factors in mycosis fungoides/Sézary syndrome：validation of the revised International Society for Cutaneous Lymphomas/European Organisation for Research and Treatment of Cancer staging proposal. *J Clin Oncol*, **28**：4730-4739, 2010.

2) 皮膚リンパ腫診療ガイドライングループ：皮膚悪性腫瘍ガイドライン第3版　皮膚リンパ腫診療ガイドライン 2020. 日皮会誌, **130**：1347-1423, 2020.

3) Hong JB, et al：Preliminary assessment of the diagnostic accuracy of cutaneous T-cell lymphoma through deep sequencing of T-cell receptor gamma gene. *Clin Exp Dermatol*, llae413, 2024.

4) Kempf W, et al：Topical and systemic retinoid therapy for cutaneous T-cell lymphoma. *Hematol Oncol Clin North Am*, **17**：1405-1419, 2003.

5) Neelis KJ, et al：Low-dose palliative radiotherapy for cutaneous B- and T-cell lymphomas. *Int J Radiat Oncol Biol Phys*, **74**：154-158, 2009.

6) Iyer A, et al：Branched evolution and genomic intratumor heterogeneity in the pathogenesis of cutaneous T-cell lymphoma. *Blood Adv*, **4**：2489-2500, 2020.

7) Hirai Y, et al：Phase Ⅰ/Ⅱ clinical trial of brentuximab vedotin for pretreated Japanese patients with CD30-positive cutaneous T-cell lymphoma. *J Dermatol*, **51**：1037-1049, 2024.

8) Kim YH, et al：Mogamulizumab versus vorinostat in previously treated cutaneous T-cell lymphoma（MAVORIC）：an international, open-label, randomised, controlled phase 3 trial. *Lancet Oncol*, **19**：1192-1204, 2018.

9) Glinos G, et al：Characteristics and Outcomes for Hospitalized Patients With Cutaneous T-Cell Lymphoma. *JAMA Dermatol*, **159**：192-197, 2023.

10) Hristov AC, et al：Cutaneous T-cell lymphomas：2023 update on diagnosis, risk-stratification, and management. *Am J Hematol*, **98**：193-209, 2023.

◆特集／皮膚診療どうする!?こうする!?―困ったときの次の一手―
肉芽腫性疾患
―困ったときにどうする？―

植田郁子*

Key words：環状肉芽腫(granuloma annulare)，サルコイドーシス(sarcoidosis)，JAK 阻害薬(JAK inhibitor)，分子標的薬(molecular target drug)

Abstract 炎症性皮膚肉芽腫性疾患である皮膚サルコイドーシスや環状肉芽腫は，皮膚におけるマクロファージの集積および活性化を特徴とする疾患である．これらの疾患の治療は，一般的に質の低いエビデンスに基づいて行われている．本稿では，比較的臨床上遭遇することの多い疾患である環状肉芽腫と皮膚サルコイドーシスについて，従来の治療では難治な患者において，分子標的療法の使用に関する近年の新たなエビデンスを示し新たな治療としての有用性について検討する．

はじめに

皮膚の非感染性肉芽腫性疾患には，皮膚サルコイドーシス(cutaneous sarcoidosis：CS)や環状肉芽腫(granuloma annulare：GA)などが含まれる．これらの疾患は，異なる疾患として異なる臨床的特徴を示すが，多くの場合環状の臨床病変と肉芽腫性炎症の病理組織学的な所見には類似するところがあり，これらの病因に少なくともある程度の共通性があることが予測される．これらの疾患の治療法は非常に多様であり，歴史的な経験に基づき，一般的に質の低いエビデンスに基づいている．近年，分子標的療法により治療された報告から，これらの疾患の病因の理解を深める大きな進歩がみられている[1]．本稿では，これら2つの疾患における困ったときの治療法として，主に分子標的療法について紹介する．臨床的エビデンスはこれまで主に症例報告や症例集積報告に限定されているが，これらの結果は，各疾患に対する免疫学的病因と臨床的関連性の理解を深め，今後のこれらの疾患の病因の解明と新たな治療法の開拓をさらにすすめることにつながることが期待される．

サルコイドーシス

1．病態

サルコイドーシスにおける皮膚病変は症例の16～32％にみられるといわれている．最も一般的には紅色から紅褐色の丘疹または局面として現れ，環状で，頭頸部に多くみられる．米国，英国，南アフリカでは，黒人の間で発生率が最も高いと言われている．このような人種差が生じる理由は不明であるが，環境抗原への曝露の違い，保険や予防医療へのアクセス，社会経済的要因が含まれている可能性がある．

サルコイドーシスの組織学的特徴は，類上皮細胞肉芽腫の形成である．ほかの皮膚肉芽腫性炎症と比較すると，サルコイドーシスはしばしば naked granuloma を特徴とすると説明されるが，T細胞が本疾患の病態に重要な役割を担っていると考えられており，実際肉芽腫の辺縁にCD4⁺T細胞が多くみられる．サルコイドーシスと特定のHLA対立遺伝子との関連や，サルコイドーシス病変における特定のT細胞サブクローンの拡大の検出，PD-1阻害剤によるサルコイドーシスの誘発などから，サルコイドーシスはT細胞依存性

---

* Ikuko UEDA，〒565-0871 吹田市山田丘 2-2 大阪大学大学院医学系研究科皮膚科学教室，特任講師(常勤)

の疾患であることが示されている[2].

マイクロアレイを使用して，サルコイドーシス皮膚組織の遺伝子発現を検討した報告によると，IL-12，IFNG（および STAT1），および TNF の発現が著しく上昇していることがわかった[3]. 一方で，IL-17A および IL-17F の有意な発現は認められなかった. 肺サルコイドーシスでは IL-17 の産生が報告されており，さらなる検討が必要である.

Th2 サイトカインは肺サルコイドーシスに関与しており，この疾患の線維化に関わる病態に関与している可能性が指摘されている. mTOR シグナル伝達の関与も知られており，骨髄系細胞にける恒常的 mTOR 活性化によって肉芽腫性炎症のマウスモデルが誘発されることとも合致する.

2．標的療法
a）TNF-α 阻害剤

TNF-α 阻害剤は，皮膚およびその他の臓器を含むサルコイドーシスを治療するために使用され，高用量ステロイドを要する患者やメトトレキサートなどのほかの免疫抑制剤による治療に抵抗性の患者に使用されることが多い.

（1）前向きランダム化比較研究

3 mg/kg または 5 mg/kg インフリキシマブ（n＝93）のいずれかで治療された長期ステロイド治療に依存性の肺サルコイドーシスの 138 人の患者を対象に，24 週間にわたる 6 回の治療で二重盲検ランダム化比較試験が実施された[4]. インフリキシマブによる治療を受けた患者は，プラセボを投与された患者と比較して，主要評価項目である努力肺活量（forced vital capacity：FVC）の有意な改善がみられた. インフリキシマブで治療された患者のうち，皮膚病変を有する患者（n＝36）のサブグループ解析では，プラセボを投与された患者と比較して，皮膚特異的重症度スコアの改善傾向は有意ではないことが示された[5]. その後の事後分析では，顔に慢性的な病変がある 17 人の患者を評価し，インフリキシマブで治療された患者（n＝12）において，硬結はプラセボを投与された患者と比較して有意に改善したが，紅斑や病変の範囲

の改善は認められなかったと報告されている[6].

アダリムマブ 40 mg を毎週 40 mg 投与（n＝10）とプラセボの二重盲検ランダム化比較試験では，治療を受けた患者 10 人中 4 人は，12 週間後に皮膚症状の消退または顕著な改善を示した[7]. さらに 12 週間追加しての非盲検試験を行ったところ，13 人中 8 人が消退または顕著な改善を示した.

Judson らはゴリムマブ（TNF 阻害剤）とウステキヌマブ（IL-12/IL-23 阻害剤），プラセボを比較したランダム化比較試験を実施した. 慢性肺サルコイドーシスの患者 173 人で，16 週目には，プラセボと比較して，ウステキヌマブまたはゴリムマブによる FVC の変化に有意差は観察されなかった[8]. ゴリムマブによる治療を受けた皮膚サルコイドーシスを有する患者 17 人中 9 人（52.9%）は，28 週時点で改善したが，プラセボを投与された患者の改善（30%改善）と比較して統計的に有意差は示されなかった.

（2）後ろ向き試験

Lupus pernio の患者 54 人を対象としたレビューで，プレドニンの治療の有無に関わらず，インフリキシマブを含む治療（5 mg/kg を 6 週間ごとに）を受けた患者の 77%（13 人中 10 人）で病変の消退，またはほぼ消退がみられ，ほかのステロイドを含む治療やその他の治療より優れていたことが示されている[9]. また，インフリキシマブ（n＝40），アダリムマブ（n＝5），またはエタネルセプト（n＝1）をファーストラインとした治療を受けた皮膚サルコイドーシス患者 46 人を後ろ向きに解析した報告では，13 人の患者（28.3%）が皮膚病変の完全な消退がみられ，別の 18 人（39.1%）が部分的な改善を示した. 10 人の患者が副作用により治療を中止した[10]. また TNF 阻害によるステロイド減量効果についても報告されている.

エタネルセプトは，TNFR2 と IgG Fc の融合タンパク質であり，ほかの TNF 阻害剤とはやや異なる作用機序を持っている. エタネルセプトは肺サルコイドーシスや眼のサルコイドーシスで調査されたが中止もしくは効果が示されなかった. エ

タネルセプトの組成物には 2 つの可溶性 TNF 受容体が含まれている．エタネルセプト-TNF 複合体は（mAb の複合体と比較した場合）比較的不安定であることが知られており，TNF の解離を可能にする．さらに，アダリムマブとインフリキシマブは補体依存性細胞毒性を示すため，表面でTNF を発現する細胞を溶解できるが，エタネルセプトは溶解できない．このような違いから，ほかの TNF 阻害剤と比較してエタネルセプトの有効性に違いがあると考えられている．

これらの報告から，皮膚サルコイドーシスにおいて，インフリキシマブとアダリムマブは，最も明らかな有効性を示しており，治療法として期待される．

b）アプレミラスト

2012 年，Baughman らは皮膚サルコイドーシス患者におけるアプレミラストの治療効果について研究の結果を報告した[11]．この研究では，免疫抑制薬による治療を安定して継続している患者 15 人を対象に，アプレミラスト 20 mg を 1 日 2 回投与した．12 週間後，硬結は統計的に有意に減少したが，紅斑と病変の範囲は変化しなかった．

c）IL-12/23 阻害剤

IL-12 の IFN-γ および Th1 免疫の促進における役割と，皮膚サルコイドーシスとサルコイドーシス全般において IL-12 の産生が著明に亢進していることを考えると，IL-12/IL-23（p40）阻害剤のウステキヌマブが有効である可能性があると予測される．しかしながら，2014 年の Judson らの報告によると，ウステキヌマブ群において，皮膚サルコイドーシスが改善したのは，患者 21 人中 3 人（14.3％）のみであったのに対し，プラセボ投与群では 30％，ゴリムマブ投与群では 53％であった[8]．ウステキヌマブによる肺の転帰も期待されたものではなかった．使用された用量の問題や，IL-12 の阻害における p35 サブユニットと p40 サブユニットの相対的な重要性の変化などが関連している可能性などが指摘されている．

d）IL-17 阻害剤

IL-17 がサルコイドーシスを含む炎症性肉芽腫性疾患を引き起こすという報告がある．一方で，IL-17 阻害剤治療により，サルコイドーシスや，肉芽腫性疾患の 1 つであるクローン病を含む炎症性腸疾患を誘発する可能性が指摘されている．機序は明らかではないが，IL-17（Th17 免疫）が阻害されると，IFN-γ（Th1 免疫）を介した免疫応答へ向かう可能性があり，サルコイドーシス患者ではIL-17 特異的阻害剤の使用は避けるのが望ましいことが推測される．

e）mTOR 阻害

マクロファージにおける mTOR の活性化がマウスにおいて肉芽腫形成を促進する可能性が指摘され，mTOR 阻害すなわちシロリムス（mTORC1阻害剤）がサルコイドーシス患者にとって有望な治療アプローチになり得ることが期待されている．肺サルコイドーシスおよび皮膚サルコイドーシスに対する経口および/または局所シロリムスを使用した調査は，理由は明らかになっていないが，2021 年に時期尚早に終了した．mTOR の活性化はサルコイド肉芽腫であるように思われるが，それが活性化マクロファージの二次的な変化なのか，それとも病気を制御する重要な応答なのかは不明である．

f）JAK 阻害剤

I 型 IFN（IFN-α/β），IFN-γ，IL-6，IL-12，IL-23，GM-CSF など，皮膚サルコイドーシスに関与するいくつかのサイトカインは，JAK-STAT経路を介してシグナルを伝達する．使用する JAK阻害剤の特異性に応じて，これらのサイトカインの一部または多くを同時に阻害することができる．

免疫組織化学（immunohistochemistry：IHC）を用いて 21 の皮膚サルコイドーシス生検サンプルを評価し，組織中の JAK-STAT 経路の活性化を検出したところ，すべてのサンプルが IFN-γ の下流の活性化 STAT1（リン酸化され，核に局在），および IL-6 およびその他のサイトカインの下流の STAT3 に対して強く陽性であることがわかっ

た[12]．特に，リン酸化 STAT1 染色は肉芽腫の中心部で最も強く，この領域における IFN-γ の重要性が示唆されている．遺伝子発現解析を用いた検討でも，*IL12*，*IFNG*，*TNF*，および *STAT1* の発現亢進もみられ，これも Th1 免疫応答を示しており，IHC を使用して観察された特徴と一致している[3]．

2018 年，皮膚および肺サルコイドーシスの患者を経口 5 mg のトファシチニブ（JAK1/3＞2 阻害剤）で治療し，皮膚症状の完全な臨床的および組織学的消退が報告されている[12]．同じ頃，Rotenberg らは JAK2 配列変異体による真性赤血球増加症の患者に，JAK1/2 阻害剤であるルキソリチニブによる治療を受けた多臓器サルコイドーシス患者の最初の症例を報告し，皮膚サルコイドーシスの完全な消退と胸部画像と呼吸機能検査による肺症状の劇的な改善を報告した．その後の症例報告では，トファシチニブ（n＝23），ルキソリチニブ（n＝3），バリシチニブ（n＝1）[12][13] などの報告があり，全体では，13 人の患者が皮膚症状について評価された．13 人中 11 人（84.6％）の患者が皮膚症状の完全またはほぼ完全な消退を認め，ほかの 2 人（15.4％）の患者は部分改善がみられた．患者 20 人中 9 人（45％）が内臓疾患の完全またはほぼ完全な改善を示し，残りの 11 人（55％）は部分改善を示した．また外用薬でも，2％トファシチニブ軟膏の 2 件の症例報告がある．

前向き研究で皮膚病変のあるサルコイドーシス患者 10 人の治療における 1 日 2 回のトファシチニブ 5 mg 内服の使用が評価されている．10 人の患者のうち，9 人が内臓病変を合併していた．10 人の患者全員が皮膚症状の改善を示し，6 人の患者が完全に改善した．全身 PET-CT では，内臓病変のある 9 人の患者のうち，3 人の患者で疾患活動性が 98％以上減少し，別の 2 人は疾患活動性が少なくとも 50％減少したことが示された．部分的にしか反応しなかった 2 人の患者は，後に高用量のトファシチニブ（最大 10 mg を 1 日 2 回）で治療され，皮膚と内臓病変の両方でさらに改善がみられ

た．したがって用量依存性が示され，一部の患者では最大の有効性を得るために，より高用量を必要とする可能性があることが示唆されている．またトファシチニブの治療前後の患者から採取した病変部の皮膚および血液サンプルの解析では，*IFNG* 転写シグネチャーの変化が臨床的な改善に最も密接に連動していることが示されている．

様々な特異性を持つ JAK 阻害剤のうち，皮膚サルコイドーシスおよびサルコイドーシス全般における阻害のためにどの JAK タンパク質を優先すべきかは，今後の重要な課題である．

JAK 阻害剤の重要な懸念事項として，血栓塞栓症，悪性腫瘍，および主要な心臓有害事象などのリスクに関する警告がある．JAK 阻害剤は，一般に，喫煙者である患者または冠状動脈疾患，凝固亢進，未治療の感染症，または活動性の悪性腫瘍の病歴のある患者には使用しないことがすすめられる．これらの副作用に関する適切なカウンセリングと，治療開始前の意思決定の共有が不可欠である．

g）IL-6 阻害

トシリズマブ（IL-6R 阻害剤）で治療されたサルコイドーシスの 4 人の患者について報告されている．4 人の患者のうち 1 人は皮膚の病変があり，皮膚サルコイドーシスの病変の範囲，結節，紅斑の有意な改善が報告された．

ステロイド依存性サルコイドーシスの 15 人の患者を対象とした別の IL-6R 阻害剤であるサリルマブのプラセボ対照パイロット臨床試験が完了した（NCT04008069）．ただし，結果はまだ公開されていない．この研究の結果が示されれば，今後本疾患における IL-6 特異的阻害の可能性についての新たなエビデンスとなり得る．

h）その他のターゲット

GM-CSF の阻害剤であるナミルマブを調査する臨床試験が肺サルコイドーシスで開始されている．また新規の IL-18 阻害剤（CMK389）は，慢性肺サルコイドーシスでも試験が進んでいる．IL-1 阻害剤であるアナキンラは，心臓サルコイドーシ

スの患者を対象に臨床試験されている.

3. 概要と今後の方向性

限局性の皮膚サルコイドーシスの患者は，局所療法がより適している可能性がある．皮膚サルコイドーシスの患者はほかの内臓病変を伴っていることもあり，治療法の選択の際には考慮する必要がある.

TNF 阻害剤は有効性を有する可能性がある．また JAK 阻害剤は，皮膚サルコイドーシスの有効な治療として期待されている．この疾患における JAK 阻害の有効性と安全性をよりよく評価するためには，より大規模な対照試験が必要である.

環状肉芽腫

1. 病　態

GA は通常，淡い紅色の丘疹が環状に配列する．手背と足背に出現することが多いが，病変はときに広範囲に及ぶことがある．男女比は 1：3 程度で女性に多い．歴史的に，GA に対する治療が積極的に扱われてこなかった理由として，症例の約50％は発症から 2 年以内に自然寛解すると推定されていることや，腫瘍随伴性 GA の可能性についての懸念，また治療を希望する GA 患者に対して，有効な治療に関する質の高いエビデンスはないことなどが原因となっていると推測される．組織学的には，通常，柵状型（palisading）または間質型（interstitial）の 2 つのパターンのいずれかに分類されるが，これらのパターンが混在することも多い．現在，GA は T 細胞依存性に生じる皮膚炎症性疾患であると考えられている．2000 年代初頭の研究で，GA の病変内における Th1 型の $CD4^+T$ 細胞の浸潤が示された．そして最近では，single cell RNA sequencing により，これらの細胞による炎症誘発性サイトカインとケモカインの産生が報告されている[14]．臨床では，抗 PD-1/PD-L1 などの T 細胞刺激がん免疫療法が GA を誘発する可能性があることが観察されており，この仮説を支持するものである．また，GA とほかの自己免疫疾患との関連も示されている.

Fayyazi らは，GA の組織中に TNF-α および IFN-γ が高発現していることを示した[15]．また，Th1 型反応が病態に関わることが示されているが，Th2 の関与については，研究者間で意見の差異がある．RT-qPCR により GA 8 例の遺伝子発現を調べ，Th1 と Th2（IL-4 および IL-13）の両方のサイトカインの発現の亢進が報告されている[16]．一方で，Wang らは，5 つの GA サンプルで single cell および bulk RNA sequencing を実施し，Th2 サイトカイン産生の亢進なしに Th1 の亢進（IFN-γ および IL-15）がみられることを報告している[14]．検出方法の違いが影響している可能性があるが，本疾患の免疫学的な病態が不均一である可能性もあり，臨床的および組織学的特徴とどのように相関するのか，今後の検討課題である.

2. 分子標的療法

a）TNF 阻害剤

TNF 阻害は GA で初めて評価された分子標的療法である．患者 18 人中 15 人が，アダリムマブまたはインフリキシマブにより GA の改善または消退を示した[17]．アダリムマブによる治療を受けた患者 7 人のケースシリーズでは，すべての患者が改善した．一方で，エタネルセプトで治療された患者では 20％のみが反応した．TNF 阻害剤において，このような差が生じる理由は，サルコイドーシスの項で説明したような要因が考えられる.

それ以降に報告されたインフリキシマブ，アダリムマブ，およびゴリムマブで治療された GA による症例報告では，アダリムマブによる治療を受けた患者 19 人中 13 人（68.4％）が消退し，さらに 3 人が改善を示した[18]．インフリキシマブで治療された患者の 5 人中 4 人（80％）が消退し，5 人目はほぼ消退した[17)19]．ゴリムマブで治療された 1 人の患者は，3 か月の治療後に消退した.

GA における TNF 産生源は明らかではないが，マクロファージが最も寄与している可能性が高く，T 細胞がそれに大きく関与している可能性がある．TNF 阻害に対する反応性が低い GA の症例は，相対的に Th2 型反応が強い可能性があると考

えられるが，さらなる評価が必要である．

b）JAK 阻害剤

JAK 阻害剤は，Th1（IFN-γ および IL-15）および Th2（IL-4 および IL-13）サイトカインなど，複数のサイトカインを同時に阻害することができる．実際，複数の研究で，GA における JAK-STAT シグナルの活性化が示されている．

Damsky らは難治性 GA 患者における JAK 阻害剤トファシチニブにより GA の消退を観察した[13]．Wang らは重度の GA 患者 5 人を対象として，トファシチニブの前向き非盲検試験を実施した[14]．トファシチニブ 5 mg を 1 日 2 回投与し，3 人の患者は皮膚症状が完全に消退し，ほかの 2 人の患者は顕著な改善を示した．この研究では，臨床的改善は IFN-γ の活性抑制に最も密接に関連していた．

1 日 1 回 5 mg で十分な場合もあるが，一部の患者は，1 日 2 回のトファシチニブ 5 mg に対して 1 日 2 回のトファシチニブ 10 mg でより強い効果がみられることが報告されている．ほかの症例報告としては，3 人の患者が完全に消退，1 人の患者がほぼ完全な消退，1 人が部分奏効を示している[20]．

最近では，JAK1/2 特異的阻害剤や JAK1 特異的阻害剤など，より特異的な JAK 阻害剤が導入されている．IFN-γ，IL-15，IL-4，および IL-13 はすべて JAK1 を介してシグナルを伝達し，JAK1 特異的な阻害が効果的な治療として十分である可能性が示唆されている．バリシチニブで治療された患者（JAK1/2）とウパダシチニブで治療された患者（JAK1）の両方で，疾患がほぼ完全に解消したという報告がある．

ただし，サルコイドーシスの項でも述べたように JAK 阻害に関する重要な安全性に関する懸念を考えると，当然すべての患者に対して全身性 JAK 阻害療法を用いるべきではない．しかし，一方で長年消えることなく症状が続き，これまでの一般的に使用される多くの治療法で効果がなく，GA に非常に悩まされている場合には，さらにほかの治療を追求する必要がある．ほかの炎症性皮膚疾患と同様に，限局性疾患の患者には局所治療が一般的に望ましいが，GA における局所 JAK 阻害に関するデータは今のところ限られている．2% トファシチニブ軟膏の配合局所治療を受けた GA 患者 2 人において皮膚症状が有意に改善したことが示されている．

c）ホスホジエステラーゼ-4（PDE4）阻害剤

アプレミラストは，PDE4 阻害剤であり，NF-κB の下流のシグナル伝達を阻害し，抗炎症性 CREB シグナル伝達を促進することにより，多くの炎症誘発性シグナルを抑制する．GA においてアプレミラストが効果を示す正確なメカニズムは明らかではないが，TNF および/または IFN-γ の間接的な阻害に関連している可能性がある．

d）IL-4Rα 阻害薬

デュピルマブは，IL-4Rα を阻害することにより，IL-4 と IL-13 の両方を阻害する．GA において Th2 型の炎症の関与を示唆する結果が得られているが，GA 患者でデュピルマブの使用が有効であったという報告は少ない．アダリムマブに抵抗性の全身性 GA を有するアトピー性皮膚炎の 74 歳の女性を，デュピルマブで治療し，12 週で部分改善を示した報告がある．

e）IL-17/IL-23 阻害

IL-17 阻害剤の使用で GA が発症するといういくつかの報告がある．IL-17 の阻害は，逆説的に一部の患者で Th1 免疫を促進する可能性がある．

チルドラキズマブは IL-23（p19 サブユニット）を阻害する．IL-23 は，組織中の IL-17 産生を促進する．全身性 GA の 1 人の患者は，28 週間後にチルドラキズマブで改善がみられなかったとの報告がある．それに対してチルドラキズマブによる全身性 GA 患者における 2 年間の治療後の改善の報告もある．IL-12/23（p40 サブユニット）阻害剤であるウステキヌマブは，Th1 免疫（IL-12）も阻害できる別の戦略である可能性があり，1 例で GA が改善したことが報告されている．

概要と今後の方向性

限局した病変の患者では，局所アプローチが最も合理的である可能性が高いが，より広範な病変を持つ患者では，全身治療を検討する必要性が高い．近年の報告から，JAK 阻害剤が最も有望であると思われる．JAK1 阻害が，これまでの研究および臨床的証拠に基づく，最も有効なアプローチである可能性が高い．

典型的な環状丘疹または局面型，斑状型，皮下型 GA など GA の様々な臨床型における治療戦略の違いなどを検討する必要がある．

おわりに

皮膚の代表的非感染性肉芽腫性疾患である，皮膚サルコイドーシスと GA における免疫学的標的療法について紹介した．今後のこれらの疾患の病因の解明と新たな治療法の開発がさらにすすむことが期待される．

文　献

1) Hwang E, et al：Molecularly Targeted Therapies for Inflammatory Cutaneous Granulomatous Disorders：A Review of the Evidence and Implications for Understanding Disease Pathogenesis. *JID Innov*, **3**(5)：100220, 2023.
2) Wang A, et al：The Promise of JAK Inhibitors for Treatment of Sarcoidosis and Other Inflammatory Disorders with Macrophage Activation：A Review of the Literature. *Yale J Biol Med*, **93**(1)：187-195, 2020.
3) Judson MA, et al：Molecular profiling and gene expression analysis in cutaneous sarcoidosis：the role of interleukin-12, interleukin-23, and the T-helper 17 pathway. *J Am Acad Dermatol*, **66**(6)：901-910, 910.e901-902, 2012.
4) Baughman RP, et al：Infliximab therapy in patients with chronic sarcoidosis and pulmonary involvement. *Am J Respir Crit Care Med*, **174**(7)：795-802, 2006.
5) Judson MA, et al：Efficacy of infliximab in extrapulmonary sarcoidosis：results from a randomised trial. *Eur Respir J*, **31**(6)：1189-1196, 2008.
6) Baughman RP, et al：Infliximab for chronic cutaneous sarcoidosis：a subset analysis from a double-blind randomized clinical trial. *Sarcoidosis Vasc Diffuse Lung Dis*, **32**(4)：289-295, 2016.
7) Pariser RJ, et al：A double-blind, randomized, placebo-controlled trial of adalimumab in the treatment of cutaneous sarcoidosis. *J Am Acad Dermatol*, **68**(5)：765-773, 2013.
8) Judson MA, et al：Safety and efficacy of ustekinumab or golimumab in patients with chronic sarcoidosis. *Eur Respir J*, **44**(5)：1296-1307, 2014.
9) Stagaki E, et al：The treatment of lupus pernio：results of 116 treatment courses in 54 patients. *Chest*, **135**(2)：468-476, 2009.
10) Heidelberger V, et al：Efficacy and Tolerance of Anti-Tumor Necrosis Factor α Agents in Cutaneous Sarcoidosis：A French Study of 46 Cases. *JAMA Dermatol*, **153**(7)：681-685, 2017.
11) Baughman RP, et al：Efficacy and safety of apremilast in chronic cutaneous sarcoidosis. *Arch Dermatol*, **148**(2)：262-264, 2012.
12) Damsky W, et al：Tofacitinib Treatment and Molecular Analysis of Cutaneous Sarcoidosis. *N Engl J Med*, **379**(26)：2540-2546, 2018.
13) Damsky W, et al：Janus kinase inhibition induces disease remission in cutaneous sarcoidosis and granuloma annulare. *J Am Acad Dermatol*, **82**(3)：612-621, 2020.
14) Wang A, et al：Treatment of granuloma annulare and suppression of proinflammatory cytokine activity with tofacitinib. *J Allergy Clin Immunol*, **147**(5)：1795-1809, 2021.
15) Fayyazi A, et al：Expression of IFNgamma, coexpression of TNFalpha and matrix metalloproteinases and apoptosis of T lymphocytes and macrophages in granuloma annulare. *Arch Dermatol Res*, **292**(8)：384-390, 2000.
16) Min MS, et al：Granuloma annulare skin profile shows activation of T-helper cell type 1, T-helper cell type 2, and Janus kinase pathways. *J Am Acad Dermatol*, **83**(1)：63-70, 2020.
17) Chen A, et al：The role of biologics in the treatment of chronic granuloma annulare. *Int J Der-*

matol, **58**(5)：622–626, 2019.

18) Lam M, et al：Generalized Granuloma Annulare：A Retrospective Study From Southern Ontario, Canada. *J Cutan Med Surg*, **26**(2)：208–209, 2022.

19) Bürgler C, et al：Infliximab reduces activated myeloid dendritic cells, different macrophage subsets and CXCR3-positive cells in granuloma annulare. *J Dermatol*, **46**(9)：808–811, 2019.

20) Bosch-Amate X, et al：Treatment of granuloma annulare with tofacitinib. *Australas J Dermatol*, **63**(3)：400–403, 2022.

◆特集／皮膚診療どうする!?こうする!?―困ったときの次の一手―
皮膚悪性腫瘍
―困ったときにどうする？―

田中　了*

Key words：デクスメデトミジン（dexmedetomidine），preferentially expressed antigen in melanoma：PRAME，放射線治療（radiation therapy），陽子線・重粒子線治療（proton beam therapy, heavy iron therapy），ホウ素中性子捕捉療法（boron neutron capture therapy：BNCT）

Abstract　皮膚悪性腫瘍診療において，様々な困難な場面に直面する．超高齢者の症例では，安静の保持が難しい場合でも，デクスメデトミジン併用下での手術を積極的に検討する．悪性黒色腫の臨床診断に迷う場合，皮膚生検は躊躇せず実施すべきである．HE染色での診断に困難を感じた際には，PRAMEなどの免疫染色が有用な手段となる．切除困難な頭頸部悪性黒色腫では，陽子線・重粒子線治療やホウ素中性子捕捉療法が選択肢となる．有棘細胞癌で完全切除が難しい場合や侵襲が大きくなる場合，放射線治療が効果的であり，必要に応じて断端陽性や腫瘍ボリュームを減少させたうえでの照射も検討する．また，乳房外パジェット病では，原発巣やリンパ節領域に対する放射線治療が，完全切除が困難な場合において有効である．これらの知見はすべてを網羅するものではないが，常に最善のアプローチを意識し，患者の生活の質向上を目指すことが重要である．

はじめに

皮膚悪性腫瘍は，皮膚科診療において頻繁に遭遇する疾患であり，早期発見と適切な治療が患者の予後に大きな影響を与える．しかし，診療現場では診断の曖昧さ，治療法の選択に対する迷いや困難が生じることが少なくない．特に境界病変や希少なタイプの皮膚腫瘍は，診断や治療方針を立てる際に重要な判断を要する場面が多く，診療において「困った」と感じることがある．

ここでは，皮膚悪性腫瘍において遭遇しやすい診療の難題や困難な場面に焦点を当て，その対処法や臨床的な指針について，具体的な症例や新たな知見を交えながら考察する．

総論：悪性腫瘍診療全般における「困ったときにどうする？」

1. 超高齢患者に対する治療

超高齢社会となり，超高齢患者が初診で来る頻度が明らかに上昇している．超高齢や基礎疾患を持つ患者の治療においては，いつも以上にQOLを重視し，かつ基礎疾患や全身状態，認知の状態などを総合的に判断したうえでの治療決定が求められる．リスクとベネフィットのバランスが重要である．

超高齢者の手術においては，本人・家族双方とも，高齢だから，という理由で手術に抵抗感を持つ場合も多い．とはいえ転移がない状態での悪性黒色腫や有棘細胞癌のみではなく，基底細胞癌やボーエン病でさえ，経過観察の方針とした結果，腫瘍が増大したためにQOLが著しく低下し，手術を行うことになるケースは非常に多い．放射線治療が選択肢となるケースもあるが，感受性の差こそあれ，その効果は約束できない．また，認知症

---

* Ryo TANAKA，〒701-0192　倉敷市松島 577
川崎医科大学皮膚科学教室，准教授

合併例では放射線治療のために，たとえ数分でも連日安静を保って照射することが困難なことも多い．加えて，連日の通院が困難で入院した場合，入院をきっかけに認知機能，運動機能がさらに低下することもあるため，入院は短期間に抑えたい．基本的には抗がん剤治療は適応とはならない．

全身麻酔の可否について，慎重に判断せざるを得ない．高齢者では術前術後合併症頻度が懸念される[1]．一方，高齢者の局所麻酔手術の忍容性は比較的高いことにより，まずは局所麻酔の手術可否を積極的に検討する．

とはいえ局所麻酔の手術に際し，認知症のため安静が保てない例も多い．そういった場合，筆者はデクスメデトミジン（プレセデックス®）併用下での手術を検討する．本薬剤は鎮静薬であり，鎮静をしっかり効かすには鎮痛をしっかり効かす必要がある．そのため局所麻酔は通常通り使用したうえで併用する．ミダゾラムやプロポフォールと比較して気道の開通や患者の忍容がより良好であったとされる[2]．とはいえモニタリングは必要であり，当院では外来処置室で使用することはせず，基本手術室で施行している．

2．患者・家族の受け入れが困難な場合

皮膚悪性腫瘍の罹患は多くの患者にとって精神的な負担が大きい．悪性腫瘍に伴う予後への不安に加えて，顔や目立つ場所に腫瘍がある場合，見た目への影響を懸念する患者も多く，心理的なサポートが重要になる．筆者の施設には緩和ケア医，精神科医，がん看護専門看護師，薬剤師，栄養士，臨床心理士などからなる緩和ケアチームがあり，ケースによってはステージⅣに限らず，早期に介入を依頼し，主治医・担当看護師とともにフォローするようにしている．

各論：疾患別の「困ったときにどうする？」

1．悪性黒色腫

a）臨床的に診断が難しい場合

早期診断が困難なケース：6 mm に満たない病変でも，左右非対称に見えたり，色むらがあるように見えたりする場合はある．

非侵襲的検査として筆者は超音波検査を多用している．悪性黒色腫では，初期であっても下床から複数の流入血管が観察されるのに対し，色素性母斑では認めない．また，内部の正常の悪性であれば不均一になることが多いが，良性では均一になる．

実臨床では，良性であるとの診断をする自信が持てない例は切除し，病理を確認すべきと考える．結果良性であったとしても，そういった先のことを考えて躊躇すべきではない．図1は左環指の黒色斑である．積極的に悪性と考える色のつき方ではなく，大きさも 5 mm 程度ではある．しかし左右非対称，境界不明瞭であり，ダーモスコピー（図1-b）でも良性に典型的な所見とは言い難かった．超音波でもわずかに血流シグナルが検出された（図1-c）．臨床的に悪性の否定ができないため全切除生検を行い，色素性母斑の診断であることを確認した（図1-d）．

一方，別の考え方として，3 mm 以下の病変が悪性黒色腫のごく初期であったとして，既に予後に影響するステージにあることは稀である．それも踏まえて，患者自身が生検切除に難色を示す場合は，慎重に経過観察を行い，拡大傾向の有無をフォローする方針でも問題はないと考える．

6 mm を超える病変で臨床診断に悩む場合，当然生検を考慮すべきである．以前は悪性黒色腫の部分生検は禁忌とされていたが，生検を行うことで予後に差がつくというエビデンスは示されていない．とはいえ部分生検では細胞異型が少ない場合など誤診に繋がる可能性もある．全体の構築やアセントの有無などを総合的に判断する必要があるため，全摘標本での評価が望ましい．図2は70歳代，男性，左腰部の病変（図2-a）である．黒色調の部位の境界は不明瞭であり，色調不均一な紅色-黒褐色局面であり悪性黒色腫を疑うが，不整な鱗屑を付した紅斑を伴っており，脂漏性角化症やボーエン病の可能性も考えた．病理検査ではintraepidermal epithelioma の像を呈しており，最

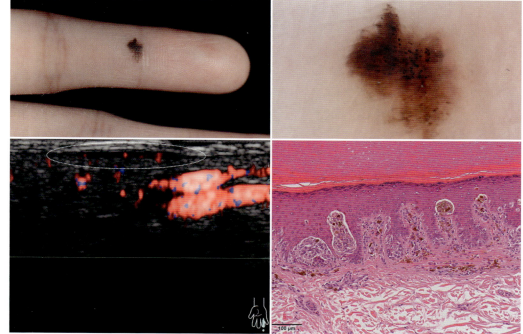

図 1. 左環指色素性母斑
a：臨床像．5 mm 程度，境界不明瞭，左右非対称の黒色斑．
b：ダーモスコピー．Fibrillar pattern と読んでよいのかはっきりしない．
c：超音波所見．病変は均一な低エコー域として描出される．わずか病変内に血流シグナルを認める（点線枠内）．
d：病理組織像．異型性の乏しいメラノサイトが表皮基底層および真皮乳頭層に集簇し胞巣を形成している．

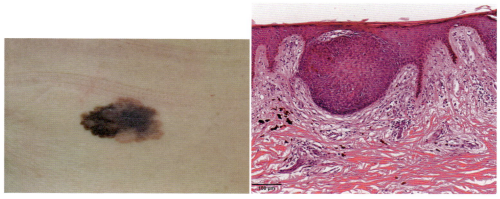

図 2. 左腰部：脂漏性角化症を背景にしたボーエン病
a：臨床像．一部境界不明瞭な紅色-黒褐色局面．
b：病理組織像．表皮内に clonal な分布を示す細胞周顔を認め，intraepidermal epithelioma の所見を形成している．基底層のメラノサイトの増加および胞巣内，真皮上層にメラニン成分を多く認める．

終的に脂漏性角化症を背景にしたボーエン病と診断した（図 2-b）．

b）全摘標本で診断がはっきりしない場合

(1) 免疫染色

HE で判断が難しい場合は免疫染色の結果を参考にする．MART-1 や HMB-45 の免疫染色で，陽性細胞の分布や浸潤程度の判断が容易になる．また，近年 PRAME の免疫染色が有用とされている．Lezcano らは，30 例の色素性母斑のうち，PRAME 陽性は 0% であった一方でリンパ節の黒

色腫転移15例中全例でPRAME陽性であり，100%の感度とのことであったと報告した[3]．Santandreaらは，掌蹠の病変において，PRAMEはacral lentiginous melanoma（ALM）の87.1%で陽性であった一方，良性病変の82.5%ではわずかに発現しているか，まったく発現していないことを報告した[4]．McBrideらは，ALM（n＝10）の100%がPRAME陽性であり，掌蹠にある良性，dysplastic nevusおよびスピッツ母斑（n＝20）のすべてがPRAME陰性であったことを報告した[5]．以上より，実臨床では100%と断言できないが，参考になることは間違いない．当科でも現在ルーチンで染色している．

免疫染色結果をもってしても良悪性の診断に悩む場合は実際には多い．WHOのテキストでは，悪性（悪性黒色腫）と良性（色素性母斑）の二極に分けるのではなく，中間群の存在が設定されている[6]．我々も表皮内メラノーマへの移行が考えられたdysplastic nevus症例を報告した[7]．とはいえ中間群としたものの予後などがはっきりしていないことも多く，臨床としては悪性黒色腫に準じてフォローすることになる．

(2)遺伝子変異検査

近年，悪性黒色腫における遺伝子異常の報告がなされ，WHOのテキスト[6]においてもそれによる分類がなされていることより，遺伝子変異検索も選択肢となる．現時点では一般的に行える検査ではないが，今後広く行えるようになることに期待する．

c）治療が難しい場合

(1)原発巣の切除が難しい場合

鼻腔や口腔内に発生した悪性黒色腫では手術侵襲が非常に大きくなり，QOLに大きく影響するため完全切除が困難な例も多い．その場合は放射線治療，特に陽子線・重粒子線治療[8]やホウ素中性子捕捉療法[9]が選択肢となる

陽子線は荷電粒子であり，物理的特性から従来用いられてきたX線と比較して線量の集中性に優れている．体内に入射した陽子線は，ある一定の深さで停止することが可能であり，腫瘍周囲の正常組織への影響を最小限に抑えながら治療を行うことが可能となる．重粒子線治療は，炭素イオンなどのヘリウムイオンより重いイオンを加速した，重イオン線を用いる治療法である．組織型や腫瘍発生部位によってはX線での効果が限定的な場合にも有効な治療法となり得る．これらは頭頸部悪性腫瘍に対して保険適用とされており，切除困難な頭頸部悪性黒色腫に対しても照射が可能である．また，重粒子線は陽子線に比べて生物学的効果が高いとされる一方，陽子線は重粒子線に比べて線量分割法などの治療計画の立案が容易であるといった利点も持つ．**図3-a**は鼻腔悪性黒色腫である．陽子線70.4 Gy照射により縮小が認められ，照射後約6か月のPET-CTでは大幅な集積低下を認めた（**図3-b**）．

ホウ素中性子捕獲療法（Boron Neutron Capture Therapy：BNCT）は，ホウ素（$10\,B$）と熱中性子との核反応で生成される高LET放射線であるα粒子（ヘリウムイオン）を用い，癌細胞のみを選択的に破壊する放射線治療である．発生するα粒子の組織内での飛程は約$10{\sim}14\,\mu m$であり，これはおおよそ1個の癌細胞の直径に相当する．この特性を活かし，癌細胞に選択的に集積するホウ素化合物を使用し，該当部位に原子炉から取り出した熱中性子線を照射することで，癌細胞のみにエネルギーを集中させて殺傷することが可能である．このような特性から，BNCTは「がん細胞選択性治療」とも称される．筆者らはこれまでに悪性黒色腫へのBNCTの効果を報告してきた[10]．**図4**は顔面のlentigo maligna melanoma（LMM）の症例である．**図4-b**はBNCT照射し約4年の状態であるが再発再燃なく経過良好である．現在，BNCTは頭頸部癌にのみに保険適用となっている．鼻腔や口腔内の悪性黒色腫において，照射可能であれば著明な効果が期待でき，積極的に検討すべき治療と考える．**図5-a**は右鼻腔悪性黒色腫である．BNCTを施行し著効した．照射後約5か月時点で病変はほぼ消退した状態である（**図5-b**）．

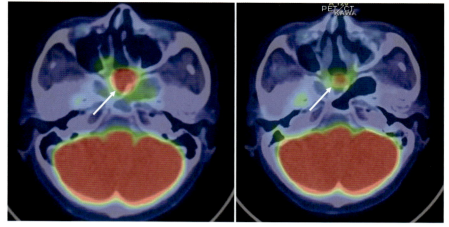

a|b　　図 3. 左鼻腔悪性黒色腫
　　a：陽子線照射前 PET-CT．病変部に集積を認める（矢印）．SUVmax = 9.9.
　　b：陽子線照射約 6 か月後の PET-CT．集積は大きく低下している．

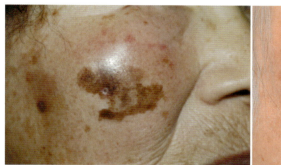 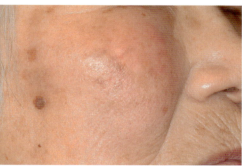

a|b　　図 4. 右頰部悪性黒色腫（*in situ*）
　　a：BNCT 照射前
　　b：BNCT 照射後約 4 年．病変は消失した状態を維持している．

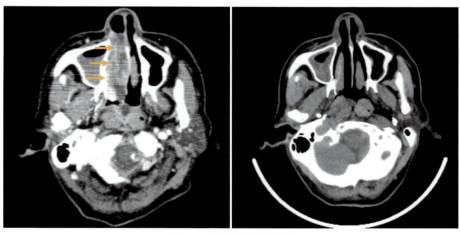

a|b　　図 5. 右鼻腔悪性黒色腫
　　a：BNCT 照射前の CT．右鼻腔内に腫瘍が充満している（矢印）．
　　b：BNCT 照射 5 か月後の CT．腫瘍はほぼ消退している．

(2) 転移例に対する治療に難渋する場合

ステージⅣの悪性黒色腫には免疫チェックポイント阻害薬(ICI)，BRAF遺伝子変異陽性例ではBRAF阻害薬とMEK阻害薬の併用療法も選択肢となる．しかしこれらの治療でコントロールがつかない場合は，次の選択肢を考慮する必要がある．

(ⅰ) 化学療法の変更

2014年以前はダカルバジン(DTIC)をベースにした化学療法が行われていた．そのためICIやBRAF+MEK阻害薬が奏効しない場合にDTICが用いられるケースは多い．実際にDTICが奏効したという例も報告はされている[11]．Maedaらは抗PD-1抗体ニボルマブ使用後の化学療法としてカルボプラチンとパクリタキセルの併用療法を行い，1年生存率が58.3%，3か月無増悪生存率が50%と一定の効果を示したと報告しており[12]，保険適用外ではあるが検討する価値はある．また，遺伝子パネル検査にて治療法がみつかり，効果を認めたとする報告もある[13]．とはいえ適合する治療法がないことが圧倒的に多い．以上のように選択肢は限られているのが現状であり，新薬開発が望まれる．

(ⅱ) 放射線治療

多発した悪性黒色腫in transit転移に対して強度変調放射線治療(IMRT)が効果的であったという報告がある[14]．特にトモセラピーを用いると全周性に照射が可能であり，今後の症例の集積が期待される．

当科ではICI施行中に出現した頸部リンパ節転移に対し放射線治療を施行し，奏効した例を経験しているので，検討する価値はある．ただUmedaらは，放射線治療は腫瘍の局所制御を改善し，局所症状を軽減する可能性があるものの，進行期の粘膜悪性黒色腫患者ではICIと組み合わせた放射線治療による生存期間延長の利点は確認できなかった旨を報告しており[15]，過度に期待すべきではないことに注意すべきである．

2．有棘細胞癌
a） 日光角化症の治療に難渋する場合

日光角化症の治療には，一般的に切除，液体窒素凍結療法，イミキモドクリーム外用，抗がん剤軟膏外用が選択肢となる．浸潤があり，有棘細胞癌への進展が否定できない場合は当然手術が第1選択肢となる．もし浸潤はないが数が多い，あるいは大きく全摘を行うには侵襲が大きい場合には，角化が強い目立つ部位のみ切除して，残存病変にほかの治療を組み合わせることも有用である．

b） 進行例の治療に難渋する場合
(1) 所属リンパ節が腫脹している場合

有棘細胞癌において所属リンパ節が腫脹しているケースは頻回に経験する．ただし，反応性腫大であることも多い．CTでは陽性的中率は38%とも報告されている[16]．超音波検査は転移と反応性腫脹の鑑別に有用とされている[17]が，反応性腫大であっても正常構造が消失して見えるものもある．ときに2cmを超えている場合もあり，リンパ節腫脹あり＝即郭清，とすべきではない．センチネルリンパ節生検，腫脹リンパ節の摘出いずれを行うにしても，場合によっては迅速病理診断を利用し，病理学的にリンパ節転移を確定してから郭清を行うべきと考える．

(2) 手術をするか，放射線をするか

有棘細胞癌原発巣のサイズが大きい，あるいは重要構造に近い場合，手術か放射治療かの判断で悩むときがある．放射線治療に関して，2cm以下の腫瘍で90%以上，2～4cmの腫瘍で80%以上の局所制御率が報告されている[18][19]．実臨床においても，奏効する例は度々経験する．とはいえ奏効しない例があるのも事実であり，その場合は照射前より拡大しQOLもさらに低下する．そのアウトカムを施行前に予想することは難しい．放射線治療の位置づけとしては，あくまで手術困難例において，と考える．すなわち，手術が放射線治療かで方針を検討するのではなく，まず手術を検討し，難しいとなった場合に検討するという流れになる．もし全摘後断端陽性で，追加切除が困難な

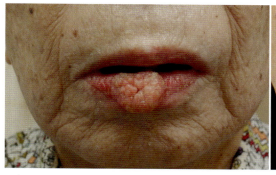
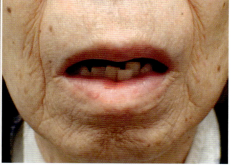

図 6. 下口唇癌
a：放射線治療前
b：放射線治療終了後約 1 年．腫瘍消退を維持している．

場合には，術後放射線照射を検討する．図 6-a は 80 歳代，女性の口唇癌である．電子線 2Gy×33Fr 計 66 Gy 照射した．図 6-b は照射後約 1 年の状態であるが再発なく経過良好である．

症例によっては最初から手術と放射線治療を組み合わせて行うことを計画できる．一般的に腫瘍を断端陽性であっても切除し，「ダウンステージング」を行ってから放射線治療を行うことで，治療効果を高めつつ正常組織の被曝を減らし，副作用を軽減できるとされている．

(3) 再発例の治療

術後再発した場合，まずは再切除を検討する．放射線治療後の再発の場合，難しい例が多いのも事実ではあるが，手術ができないと決まったわけではないので，この時点での手術適応を改めて検討する．照射野から離れている場合は照射が可能な場合もある．離れていない場合は，照射量を下げて施行することが可能な場合もあるので，検討はすべきと考える．とはいえ部位や前照射量によっては困難な場合も多い．

放射線治療も手術も困難な場合は，正直なかなか選択肢がないのが現状である．出血や浸出液を抑える目的および腫瘍のボリュームを少しでも小さくする目的にてモーズ変法，また悪臭で困る場合はメトロニダゾールゲルを使用する．

(4) 遠隔転移を伴う場合

化学療法の施行を検討することになる．2024 年 2 月にニボルマブが上皮系皮膚悪性腫瘍に対して適応となった．今後はニボルマブが第 1 選択肢と

なると考える．二次治療として，CPT-11，シスプラチン＋5-FU（保険適用外），シスプラチン＋ドキソルビシン（保険適用外），TS-1（保険適用外）を検討することになる．

3．乳房外パジェット病

a）原発が切除困難な場合

文献的には放射線療法の効果が報告されている．再発例はあるものの一時的には全例で奏効が得られたと報告されている[20)21)]．高齢者が多いこと，また浸潤範囲によっては切除が困難な場合も多い．その場合は放射線治療を積極的に検討する．最終的には高 Ca 血症のため永眠したが，原発巣は放射線でコントロールし得た症例を筆者らは，報告している[22)]．

イミキモド外用は適応外ではあるが，奏効したという報告もあり[23)]，検討する価値はある．

b）リンパ節転移の切除が困難な場合

リンパ節転移が骨盤内でとどまっている場合は，鼠径および骨盤リンパ節郭清を行うことは標準治療である．とはいえ，骨盤リンパ節転移が複数に及んでいる場合に，ときに閉鎖リンパ節転移が骨盤底に癒着しているケースを経験する．その場合は剝離して摘出はするが，下床に腫瘍細胞が残存していると考えて，術後照射を行う．図 7 は 70 歳代，男性，右鼠径骨盤リンパ節転移の症例である．術前 PET-CT で骨盤底に接した閉鎖リンパ節に集積を認め，実際骨盤リンパ節郭清術のときにも癒着を確認した．術後放射線治療（右総腸骨領域から右鼠径にかけて計 50 Gy）を追加．術後

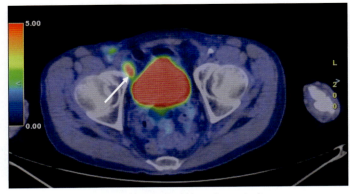

図 7. 外陰部乳房外パジェット病
手術前 PET-CT. 右閉鎖リンパ節に集積あり（矢印）.
SUVmax＝9.6

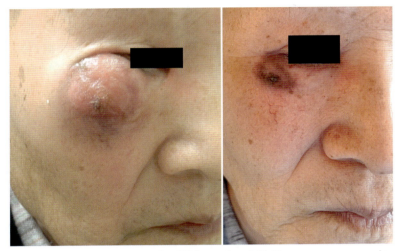

図 8. 右下眼瞼メルケル細胞癌　　　　　　　　a｜b
a：放射線治療前
b：放射線治療途中. 26 Gy 照射時点

3年の時点で再発転移は認めていない.

4. 血管肉腫

血管肉腫に関しては，小さくても放射線治療＋化学療法が基本方針となる. 広範囲に照射が必要な場合，従来の電子線照射方法ではどうしても不十分な照射となる箇所が生じることが問題であった. 現在トモセラピーが施行できる施設も増えてきており，そういった施設に協力を仰ぐのも選択肢となる. 皮膚病変の出血に困る場合はモーズ変法やカルトスタット®，サージセル®，ボスミンガーゼなどで可及的に対応する. 血気胸に関しては胸腔ドレーンを入れて癒着術をするという選択肢はなくはないが，全身状態の問題および施行し

たとしても奏効せず現実的に難しいことが多い[24].

5. メルケル細胞癌

切除＋放射線治療が第1選択とされているが，放射線治療単独でも十分な効果は期待される. 図8は，切除は行わずに放射線単独で治療を行った症例である. 図8-b は 26 Gy 照射時点だが既に縮小を認めている. 文献的にも，RT 単独での2年以内の局所再発率は 1.1～4.1％ との報告もあり[25]，早めに RT を開始するメリットのほうが大きい可能性もある. また，単回照射の報告もされており[26]，全身状態が芳しくない場合や，照射部位に再発転移した場合を中心に検討する価値はある. 以上を踏まえ，高齢や，手術の負担が大きい

部位においては，放射線治療単独も選択肢となる．

6．菌状息肉症

各種治療を行っているにもかかわらず腫瘍の新生が続くケースをときに経験する．森本らは頭部の腫瘍性病変に対し電子線治療 8 Gy 単回照射が奏効した例を報告した[27]．筆者らも，腫瘍性病変が増大した症例に対し 4Gy×2 を腫瘍にのみあてることで腫瘍のコントロールができている．従来は 20 Gy 程度の照射が一般的ではあるが，既照射野に近接した部位に腫瘍が出現したりする場合など，頻回の照射が困難となることも想定しなければならない．そういった観点からも　腫瘍にのみ 8 Gy 照射することでコントロールできれば，近傍あるいは同部位であっても，繰り返し照射が可能となり，QOL 向上につながる．

また，従来全身電子線照射の適応であったような症例に対して，トモセラピーの有効性が報告されている[28)29)]．Kitaguchi らの報告[28]では骨髄抑制などの副作用が高率に出現するため注意が必要とされている．Yonekura らは，この骨髄抑制は輸血と GM-CSF 製剤の皮下注で対応可能であり，トモセラピーは有効な治療選択肢であると報告した[29]．

最後に

皮膚悪性腫瘍診療において困難な状況に遭遇した際には，冷静さを保ちながら状況を適切に判断し，患者と密に連携を取りながら最善の治療法を選択していくことが重要である．患者 1 人 1 人の状況に適したケアを提供することで，患者の生活の質を向上させることができる．このことを常に肝に銘じておきたい．

引用文献

1) Irwin M, et al：Anaesthetic considerations in nonagenarians and centenarians. Curr Opin Anaesthesiol. *Curr Opin Anaesthesiol*, **32**：776-782, 2019.

2) 公益社団法人日本麻酔科学会：Ⅰ 催眠鎮静薬．麻酔薬および麻酔関連薬使用ガイドライン第 4 版．18-20, 2023.

3) Lezcano C, et al：PRAME Expression in Melanocytic Tumors. *Am J Surg Pathol*, **42**：1456-1465, 2018.

4) Santandrea G, et al：Comparative Analysis of PRAME Expression in 127 Acral and Nail Melanocytic Lesions. *Am J Surg Pathol*, **46**：579-590, 2022.

5) McBride JD, et al：Preferentially expressed antigen in melanoma and p16 expression in acral melanocytic neoplasms. *J Cutan Pathol*, **49**：220-230, 2022.

6) Bastian BC, et al：Genomic landscape of melanoma. WHO Classification of Skin Tumours, 4th ed, 72-75, 2018.

7) 福田光希子ほか：表皮内メラノーマへの移行が考えられた dysplastic nevus の 1 例．日皮会誌，**127**：2477-2481, 2017.

8) 吉川周佐：放射線療法とその有害事象対策 4) 粘膜悪性黒色腫の陽子線，重粒子線治療．日本臨牀，**79**（増刊 2）：346-350, 2021.

9) 平塚純一ほか：皮膚悪性腫瘍に対するホウ素中性子捕捉療法（BNCT）の現状．*Skin Cancer*, **34**：116-120, 2019.

10) Hiratsuka J, et al：Long-term outcome of cutaneous melanoma patients treated with boron neutron capture therapy（BNCT）. *J Radiat Res*, **61**：945-951, 2020.

11) 藤江千果ほか：抗 PD-1 抗体治療後にダカルバジンが奏効した腟メラノーマ．皮膚病診療, **46**：52-55, 2024.

12) Maeda T, et al：Combined carboplatin and paclitaxel therapy improves overall survival in patients with nivolumab-resistant acral and mucosal melanoma. *Br J Dermatol*, **186**：361-363, 2022.

13) Nakama K, et al：Clinical response to a MEK inhibitor in a patient with metastatic melanoma harboring an RAF1 gene rearrangement detected by cancer gene panel testin. *J Dermatol*, **48**：e256-e257, 2021.

14) Fujimura T, et al：Successful treatment of multiple in-transit melanomas on the leg with intensity-modulated radiotherapy and immune checkpoint inhibitors：Report of two cases. *J Derma-*

tol, **44**：592-595, 2017.

15) Umeda Y, et al：Real-world efficacy of anti-PD-1 antibody or combined anti-PD-1 plus anti-CTLA-4 antibodies, with or without radiotherapy, in advanced mucosal melanoma patients：A retrospective, multicenter study. *Eur J Cancer*, **157**：361-372, 2021.

16) Rudningen K, et al：Contrast tomography（CT）performed to detect nodal metastasis for high-risk cutaneous squamous cell carcinomas of the head and neck has a high negative predictive value but a poor positive predictive value. *JAAD Int*, **13**：37-38, 2023.

17) 齋藤大輔：体表・頭頸部の超音波診断. *Jpn J Med Ultrasonics*, **50**：279-289, 2023.

18) Locke J, et al：Radiotherapy for epithelial skin cancer. *Int J Radiat Oncol Biol Phys*, **51**：748-755, 2001.

19) Krausz AE, et al：A Systematic Review of Primary, Adjuvant, and Salvage Radiation Therapy for Cutaneous Squamous Cell Carcinoma. *Dermatol Surg*, **47**：587-592, 2021.

20) Hata M, et al：Definitive radiation therapy for extramammary Paget's disease. *Anticancer Res*, **32**：3315-3320, 2012.

21) 谷村裕嗣ほか：放射線照射を施行した乳房外パジェット病の6例. 皮膚の科学, **20**：11-17, 2021.

22) Sato T, et al：Hypercalcemia Associated with Extramammary Paget's Disease. *Case Rep Oncol*, **13**：1209-1214, 2020.

23) Sawada M, et al：Imiquimod 5% cream as a therapeutic option for extramammary Paget's disease. *J Dermatol*, **45**：216-219, 2018.

24) Isowa M, et al：Refractory pneumothorax and hemothorax associated with metastatic scalp angiosarcoma. *Surg Case Rep*, **6**：272, 2020.

25) Liu KX, et al：Characterization of clinical outcomes after shorter course hypofractionated and standard-course radiotherapy for stage I-III curatively-treated Merkel cell carcinoma. *Radiother Oncol*, **173**：32-40, 2022.

26) Iyer JG, et al：Single-fraction radiation therapy in patients with metastatic Merkel cell carcinoma. *Cancer Med*, **4**：1161-1170, 2015.

27) 森本謙一ほか：菌状息肉症の腫瘤性病変に対し, 電子線を単回照射した1例. 日皮会誌, **124**：933-937, 2014.

28) Kitaguchi M, et al：Helical Skin Radiation Therapy Including Total Skin Radiation Therapy Using Tomotherapy for Primary Cutaneous Lymphoma With Bone Marrow Suppression as a Related Adverse Event. *Pract Radiat Oncol*, **11**：e308-e321, 2021.

29) Yonekura K, et al：Successful treatment of tumor stage mycosis fungoides with total skin helical tomotherapy. *J Dermatol*, **49**：289-293, 2022.

Monthly Book Derma.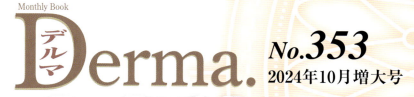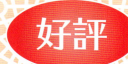

No.353 2024年10月増大号

皮膚科アンチエイジング外来

編集企画 **森脇真一**(大阪医科薬科大学教授)

定価 5,610円(本体 5,100円+税)
B5判・188ページ

美容皮膚医療に関わるすべての方におすすめしたい1冊!

美容皮膚医療の最新の現状から、皮膚アンチエイジングのための検査・評価、各治療法や予防・ケアまで徹底的に解説。診療のコツや、治療中に注意したいポイントまで詳しくまとめました!

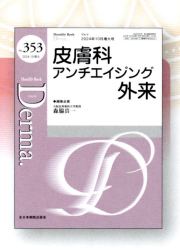

Contents

I. 総論
- 美容医療で使用する機器の基礎・原理と安全管理
- 美容皮膚科治療におけるカウンセリングのコツ
- 美容皮膚科をめぐる消費者保護、法律
- 美容医療と訴訟

II. 検査、評価
- 機器等を用いた肌評価

III. 治療、各論
- AGA に対する薬物療法, LED 治療
- シワに対する高周波 HIFU 治療 クリニックで使う適応と実践
- シミに対するレーザー治療
- 肝斑治療①―私はこうしている―
- 肝斑治療②―私はこうしている―
- フラクショナル CO_2 レーザーを用いた 痤瘡後の萎縮性瘢痕治療
- 光治療による皮膚アンチエイジング
- 脱毛レーザーの適応と実践
- 注入剤を用いた皮膚アンチエイジング
- トレチノイン外用による皮膚アンチエイジング
- 美白剤によるシミ治療
- ケミカルピーリングの適応と使用薬剤
- 幹細胞を用いた皮膚アンチエイジング
- ドクターズコスメと皮膚アンチエイジング
- 赤ら顔(酒皶)、毛細血管拡張症に対する レーザー治療・IPL 治療

IV. 予防、ケア
- 加齢に伴うドライスキン対策、スキンケア
- 光老化進行予防のためのサンケア

 全日本病院出版会　〒113-0033 東京都文京区本郷 3-16-4　Tel:03-5689-5989
www.zenniti.com　　　　　　　　　　　　　　　　Fax:03-5689-8030

FAX による注文・住所変更届け

改定：2024 年 1 月

毎度ご購読いただきましてありがとうございます．

読者の皆様方に弊社の本をより確実にお届けさせていただくために，FAX でのご注文・住所変更届けを受けつけております．この機会に是非ご利用ください．

◎ご利用方法

FAX 専用注文書・住所変更届けは，そのまま切り離して FAX 用紙としてご利用ください．また，注文の場合手続き終了後，ご購入商品と郵便振替用紙を同封してお送りいたします．**代金が税込 5,000 円をこえる場合**，代金引換便とさせて頂きます．その他，申し込み・変更届けの方法は電話，郵便はがきも同様です．

◎代金引換について

代金が税込 5,000 円をこえる場合，代金引換とさせて頂きます．配達員が商品をお届けした際に，現金またはクレジットカード・デビットカードにて代金を配達員にお支払い下さい(本の代金＋消費税＋送料)．(※年間定期購読と同時に 5,000 円をこえるご注文を頂いた場合は代金引換とはなりません．郵便振替用紙を同封して発送いたします．代金後払いという形になります．送料は，定期購読を含むご注文の場合は弊社が負担します)

◎年間定期購読のお申し込みについて

年間定期購読は，1 年分を前金で頂いておりますため，代金引換とはなりません．郵便振替用紙を本と同封または別送いたします．送料弊社負担，また何月号からでもお申込み頂けます．

毎年末，次年度定期購読のご案内をお送りいたしますので，定期購読更新のお手間が非常に少なく済みます．

◎住所変更届けについて

年間購読をお申し込みされております方は，その期間中お届け先が変更します際，必ずご連絡下さいますようよろしくお願い致します．

◎取消，変更について

取消，変更につきましては，お早めに FAX，お電話でお知らせ下さい．

返品は，原則として受けつけておりませんが，返品の場合の郵送料はお客様負担とさせていただきます．その際は必ず弊社へご連絡ください．

◎ご送本について

ご送本につきましては，ご注文がありましてから約 1 週間前後とみていただきたいと思います．

◎個人情報の利用目的

お客様から収集させていただいた個人情報，ご注文情報は本サービスを提供する目的(本の発送，ご注文内容の確認，問い合わせに対しての回答等)以外には利用することはございません．

その他，ご不明な点は弊社までご連絡ください．

株式会社 全日本病院出版会　〒 113-0033 東京都文京区本郷 3-16-4-7F
電話 03(5689)5989　FAX03(5689)8030　郵便振替口座 00160-9-58753

FAX 専用注文用紙 5,000 円以上代金引換 (皮 '24.12)

Derma 年間定期購読申し込み（送料弊社負担）		
□ 2025 年 1 月～12 月（定価 43,560 円）　　□ 2024 年＿月～12 月		

□ Derma バックナンバー申し込み（号数と冊数をご記入ください）
No.　　／　　冊　　No.　　／　　冊　　No.　　／　　冊

Monthly Book Derma. 創刊 20 周年記念書籍
□ そこが知りたい 達人が伝授する日常皮膚診療の極意と裏ワザ（定価 13,200 円）　　冊

Monthly Book Derma. No. 353（'24.10 月増大号）
□ 皮膚科アンチエイジング外来（定価 5,610 円）　　冊

Monthly Book Derma. No. 348（'24.6 月増刊号）
□ 達人が教える！"あと一歩"をスッキリ治す皮膚科診療テクニック（定価 6,490 円）　　冊

Monthly Book Derma. No. 340（'23.10 月増大号）
□ 切らずに勝負！皮膚科医のための美容皮膚診療（定価 5,610 円）　　冊

Monthly Book Derma. No. 336（'23.7 月増刊号）
□ 知っておくべき皮膚科キードラッグのピットフォール（定価 6,490 円）　　冊

PEPARS 年間定期購読申し込み（送料弊社負担）		
□ 2025 年 1 月～12 月（定価 42,020 円）　　□ 2024 年＿月～12 月		

□ PEPARS バックナンバー申し込み（号数と冊数をご記入ください）
No.　　／　　冊　　No.　　／　　冊　　No.　　／　　冊

□ こどもの足を知る・診る・守る！（定価 5,720 円）　　冊

□ ゼロからはじめる Non-Surgical 美容医療（定価 5,940 円）　　冊

□ カスタマイズ治療で読み解く美容皮膚診療（定価 10,450 円）　　冊

□ 足の総合病院・下北沢病院がおくる！ポケット判 主訴から引く足のプライマリケアマニュアル（定価 6,380 円）　　冊

□ 目もとの上手なエイジング（定価 2,750 円）　　冊

□ カラーアトラス 爪の診療実践ガイド 改訂第 2 版（定価 7,920 円）　　冊

□ イチからはじめる美容医療機器の理論と実践 改訂第 2 版（定価 7,150 円）　　冊

□ 臨床実習で役立つ 形成外科診療・救急外科処置ビギナーズマニュアル（定価 7,150 円）　　冊

□ 足爪治療マスター BOOK（定価 6,600 円）　　冊

□ 図解 こどものあざとできもの―診断力を身につける―　　冊

□ 美容外科手術―合併症と対策―（定価 22,000 円）　　冊

□ 足育学 外来でみるフットケア・フットヘルスウェア（定価 7,700 円）　　冊

□ 実践アトラス 美容外科注入治療 改訂第 2 版（定価 9,900 円）　　冊

□ Non-Surgical 美容医療超実践講座（定価 15,400 円）　　冊

□ スキルアップ！ニキビ治療実践マニュアル（定価 5,720 円）　　冊

その他（雑誌名/号数，書名と冊数をご記入ください）
□

お名前	フリガナ		診療科
		要捺印	
ご送付先	〒　　　―		

TEL：　　（　　　）　　　　　　FAX：　　（　　　）

FAX 03-5689-8030 全日本病院出版会行

全日本病院出版会行

FAX 03-5689-8030

年　月　日

住 所 変 更 届 け

お名前	フリガナ	
お客様番号		毎回お送りしています封筒のお名前の右上に印字されております8ケタの番号をご記入下さい。
新お届け先	〒　　　　　都道 　　　　　　府県	
新電話番号	（　　　　　　）	
変更日付	年　月　日より	月号より
旧お届け先	〒	

※ 年間購読を注文されております雑誌・書籍名に✓を付けて下さい。

☐ Monthly Book Orthopaedics （月刊誌）

☐ Monthly Book Derma. （月刊誌）

☐ Monthly Book Medical Rehabilitation （月刊誌）

☐ Monthly Book ENTONI （月刊誌）

☐ PEPARS （月刊誌）

☐ Monthly Book OCULISTA （月刊誌）

FAX 03-5689-8030

全日本病院出版会行

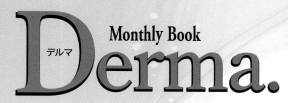

Monthly Book Derma. No.348 2024年6月増刊号

好評

達人が教える！
**"あと一歩"を
スッキリ治す
皮膚科診療
テクニック**

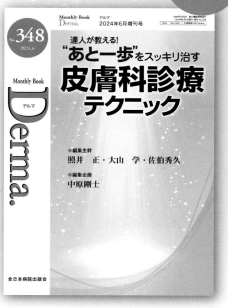

編集企画：中原剛士
　　　　　（九州大学教授）

定価 6,490円（本体 5,900円＋税）　B5判・246ページ

治りきらない皮膚疾患の治療方針に迷ったとき、
スッキリ治すための「コツ」や「ヒント」をまとめました。
日常診療で困ったときに読み返したい必携の1冊です！

Contents

- アトピー性皮膚炎の外用治療の"あと一歩"
- 新規全身治療薬でも難治なアトピー性皮膚炎治療の"あと一歩"
- しつこい手湿疹治療の"あと一歩"
- しつこい頭部脂漏性皮膚炎治療の"あと一歩"
- 皮膚瘙痒症　治療と指導の"あと一歩"
- スッキリしない蕁麻疹治療の"あと一歩"
- 遺伝性血管性浮腫　診断と治療の"あと一歩"
- 被疑薬の特定が難しい薬疹治療の"あと一歩"
- 酒皶治療の"あと一歩"：赤みをどうする？
- 虫刺症　原因の特定や患者説明，治療の"あと一歩"
- しつこい疥癬治療の"あと一歩"
- 難治性尋常性疣贅の"あと一歩"
- 爪白癬　完全治癒への"あと一歩"
- JAK阻害薬使用中のヘルペス感染症　その対策の"あと一歩"
- 伝染性軟属腫治療の"あと一歩"
- 繰り返す蜂窩織炎治療の"あと一歩"
- 非結核性抗酸菌症治療の"あと一歩"
- 円形脱毛症治療の"あと一歩"—病期別治療攻略法—
- サルコイドーシス　皮膚症状治療の"あと一歩"
- 繰り返すうっ滞性潰瘍の治療・処置の"あと一歩"
- 膠原病　皮膚症状に対する治療の"あと一歩"
- 菌状息肉症治療の"あと一歩"
- 難治性水疱性類天疱瘡治療の"あと一歩"
- 天疱瘡治療の"あと一歩"
- コロナ感染・コロナワクチン接種後の皮膚疾患
　こじれた場合の"あと一歩"
- 繰り返す結節性紅斑治療の"あと一歩"
- 繰り返す胼胝・鶏眼治療の"あと一歩"
- 痤瘡瘢痕治療の"あと一歩"

 全日本病院出版会　〒113-0033 東京都文京区本郷 3-16-4　Tel：03-5689-5989
www.zenniti.com　Fax：03-5689-8030

好評

Monthly Book Derma. No.336 2023.7

知っておくべき皮膚科キードラッグのピットフォール

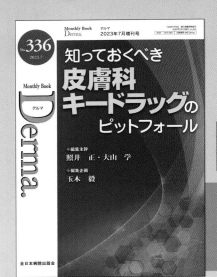

MB　Derma.No.336　2023年7月増刊号
編集企画：玉木　毅（国立国際医療研究センター病院診療科長）
定価 6,490 円（本体 5,900 円＋税）　B5 判・258 ページ

皮膚科でよく使われる薬の利点とともに使用時に陥りやすいピットフォールについて、経験豊富な執筆陣が詳しく解説しました。

CONTENTS

- アトピー性皮膚炎治療薬① ―内服薬・注射薬―
- アトピー性皮膚炎治療薬② ―外用薬の上手な使用法―
- 蕁麻疹治療薬
- 乾癬治療薬① ―生物学的製剤―
- 乾癬治療薬② ―シクロスポリン・エトレチナート・メトトレキサート・アプレミラスト・JAK 阻害薬―
- 乾癬治療薬③ ―外用薬のピットフォール―
- 膠原病治療関連① ―ステロイド・免疫抑制薬―
- 膠原病治療関連② ―ヒドロキシクロロキン・生物学的製剤・IVIG・DDS・PAH 治療薬など―
- 血管炎治療薬
- 皮膚科診療における抗腫瘍薬
- 皮膚悪性リンパ腫治療薬
- 皮膚科診療における抗ヘルペスウイルス薬
- 帯状疱疹ワクチン
- 痤瘡治療薬
- 皮膚科で使う抗真菌薬
- 多汗症治療薬
- 自己免疫性水疱症の治療薬
- 皮膚潰瘍治療薬
- 脱毛症治療薬 ―JAK 阻害薬を含めて―
- 酒皶治療薬
- 性感染症治療薬
- ステロイド外用薬・保湿外用薬
- 古典的外用薬を使う
- 抗ヒスタミン薬
- 皮膚科診療における抗菌薬
- 皮膚科診療における抗酸菌治療薬
- 皮膚科診療における漢方薬
- 美容関連治療
- 疥癬・シラミ症治療薬
- 皮膚科診療における小児への投薬

全日本病院出版会
〒113-0033　東京都文京区本郷 3-16-4　Tel:03-5689-5989
www.zenniti.com　Fax:03-5689-8030

バックナンバー 一覧

2025 年 2 月現在

Monthly Book Derma. デルマ

2025 年度　年間購読料　43,560 円
通常号：定価 2,860 円（本体 2,600 円＋税）× 11 冊
増大号：定価 5,610 円（本体 5,100 円＋税）× 1 冊
増刊号：定価 6,490 円（本体 5,900 円＋税）× 1 冊

═ 2022 年 ═

No. 317 母斑・母斑症の診療 update─基礎から実践まで─
編／金田眞理

No. 318 ここまでできる！最新オフィスダーマトロジー
編／野村有子

No. 319 実践！皮膚疾患への光線療法─総集編─
編／山﨑文和

No. 320 エキスパートへの近道！間違えやすい皮膚疾患の見極め
定価 7,700 円（本体 7,000 円＋税）編／出光俊郎 増刊

No. 321 イチからはじめる美容皮膚科マニュアル
編／古村南夫

No. 322 コロナ禍の皮膚科日常診療　編／高山かおる

No. 323 私はこうする！痒疹・皮膚瘙痒症の診療術
編／片桐一元

No. 324 好中球が関わる皮膚疾患 update
編／葉山惟大

No. 325 まずはここから！皮膚科における抗菌薬の正しい使い方
編／山﨑　修

No. 326 これ 1 冊！皮膚科領域における膠原病診療の極意
編／茂木精一郎

No. 327 アトピー性皮膚炎診療の最前線─新規治療をどう取り入れ，既存治療を使いこなすか─
定価 5,500 円（本体 5,000 円＋税）編／本田哲也 増大

No. 328 レーザー治療の専門医に聞く！皮膚科レーザー治療─基本手技と実臨床でのコツ─
編／長濱通子

No. 329 これで慌てない外傷患者治療マニュアル─熱傷・凍瘡から動物咬傷まで─ 編／岩田洋平

═ 2023 年 ═

No. 330 色素異常症診療のポイント　編／鈴木民夫

No. 331 皮膚科領域でのビッグデータの活用法
編／山﨑研志

No. 332 食物アレルギー診療─開業医の立場での展開─
編／原田　晋

No. 333 ここまでわかった！好酸球と皮膚疾患
編／野村尚史

No. 334 こどもの皮膚疾患検査マニュアル
編／吉田和恵

No. 335 多汗症・無汗症診療マニュアル
編／大嶋雄一郎

No. 336 知っておくべき皮膚科キードラッグのピットフォール
定価 6,490 円（本体 5,900 円＋税）編／玉木　毅 増刊

No. 337 痒みのサイエンス　編／石氏陽三

No. 338 ステロイドを極める！外用・内服・点滴療法─どう処方する？使えないときはどうする!?─
編／山本俊幸

No. 339 目・鼻周りの皮膚疾患を上手に治療する
編／山口由衣

No. 340 切らずに勝負！皮膚科医のための美容皮膚診療
定価 5,610 円（本体 5,100 円＋税）編／船坂陽子 増大

No. 341 皮膚科医のための性感染症入門
編／原田和俊

No. 342 いまさら聞けない！ウイルス感染症診療マニュアル
編／清水　晶

═ 2024 年 ═

No. 343 基礎から学ぶ！皮膚腫瘍病理診断
編／山元　修

No. 344 皮膚科らしい傷の治しかた　編／浅井　純

No. 345 基本のキ！紅斑の診かた・治しかた
編／藤本徳毅

No. 346 知っておきたい！皮膚の保険診療
編／福田知雄

No. 347 今こそ極める蕁麻疹　編／田中暁生

No. 348 達人が教える！“あと一歩”をスッキリ治す皮膚科診療テクニック
定価 6,490 円（本体 5,900 円＋税）編／中原剛士 増刊

No. 349 酒皶パーフェクトガイド　編／菊地克子

No. 350 皮疹が伝えるメッセージ　編／加藤裕史

No. 351 皮膚科医も知っておきたいワクチン
編／渡辺大輔

No. 352 まるわかり！爪疾患　編／高山かおる

No. 353 皮膚科アンチエイジング外来
定価 5,610 円（本体 5,100 円＋税）編／森脇真一 増大

No. 354 あしの病気 私はこうしている　編／中西健史

No. 355 Update 今の薬疹を知る　編／濱　菜摘

═ 2025 年 ═

No. 356 保存版！皮膚科 1 人医長マニュアル
編／西田絵美

No. 357 皮膚外科 Basic ＆ Advance　編／藤本徳毅

※各号定価：2022 年：本体 2,500 円＋税（増刊・増大号は除く）
　　　　　　2023 年～：本体 2,600 円＋税（増刊・増大号は除く）
※その他のバックナンバーにつきましては，弊社ホームページ
（https://www.zenniti.com）をご覧ください.

次号予告（4月号）	掲載広告一覧	

	鳥居薬品	表2
	ケイセイ	表3
	レオファーマ	表4
	日本イーライリリー	前付1

掌蹠膿疱症 Bench-to-Clinic

編集企画／東京医科大学教授　　大久保ゆかり

掌蹠膿疱症の病態……………………………八束　和樹ほか
掌蹠膿疱症の病因と歯性病巣感染との関連性
　………………………………………河野　通良ほか
掌蹠膿疱症の病因と喫煙………………小林　景樹
耳鼻咽喉科からみた掌蹠膿疱症の病態と診療連携
　…………………………………………熊井　琢美
歯科からみた掌蹠膿疱症の病態と診療連携
　…………………………………………秋葉　陽介
掌蹠膿疱症の疫学と患者 QOL……………阿部名美子
掌蹠膿疱症の皮膚症状と診断………………葉山　惟大
掌蹠膿疱症の鑑別診断と病理組織学的特徴
　…………………………………………杉田　和成
掌蹠膿疱症の爪病変…………………………黒木　香奈
掌蹠膿疱症性骨関節炎の診断と治療………辻　　成佳
掌蹠膿疱症の併存疾患と診療連携…………西田　絵美
掌蹠膿疱症の治療 I
　―外用と病巣乾癬治療を中心に―………小林　里実
掌蹠膿疱症の治療 II
　―内服など全身療法を中心に―…………山本　俊幸

編集主幹：大山　学　杏林大学教授 　　　　　佐伯秀久　日本医科大学教授	**No. 358　編集企画：** 　神人正寿　和歌山県立医科大学教授

Monthly Book Derma．　No. 358

2025 年 3 月 15 日発行（毎月 15 日発行）
　　定価は表紙に表示してあります．
　　　　　　　Printed in Japan

発行者　　末　定　広　光
発行所　　株式会社　全日本病院出版会
〒 113-0033　東京都文京区本郷 3 丁目 16 番 4 号 7 階
　　　　　電話　（03）5689-5989　　Fax　（03）5689-8030
　　　　　郵便振替口座 00160-9-58753
印刷・製本　三報社印刷株式会社　　　電話　（03）3637-0005
広告取扱店　㈱メディカルブレーン　　電話　（03）3814-5980

© ZEN・NIHONBYOIN・SHUPPANKAI, 2025

・本誌に掲載する著作物の複製権・翻訳権・上映権・譲渡権・公衆送信権（送信可能化権を含む）は株式会社
　全日本病院出版会が保有します．
・ JCOPY ＜（社）出版者著作権管理機構　委託出版物＞
　本誌の無断複写は著作権法上での例外を除き禁じられています．複写される場合は，そのつど事前に，（社）出版
　者著作権管理機構（電話 03-5244-5088，FAX 03-5244-5089，e-mail: info@jcopy.or.jp）の許諾を得てください．
・本誌をスキャン，デジタルデータ化することは複製に当たり，著作権法上の例外を除き違法です．代行業者等の
　第三者に依頼して同行為をすることも認められておりません．